国立病院機構東埼玉病院内科・総合診療科医長
今永光彦

老衰を診る

人生100年時代の医療とケア

MCメディカ出版

はじめに

　老衰についての書籍を出さないかとお話をいただいたときは、正直びっくりいたしました。老衰の臨床については、曖昧な部分や不確実な部分が数多くあり、指針やエビデンスもないばかりか、私自身も日々迷いながら臨床を行っているからです。そのような内容を書籍にすることができるのであろうか、はたして読者の皆様にとって意義のあるものとなるのであろうかと、お話を受けるべきか迷いました。しかし、私と同じように高齢者診療の場において、老衰を取り巻く諸々の問題について悩んだり、迷ったりしている方々に、少しでもヒントとなるようなことが提供できれば、また、少しでも議論のとっかかりとなればと思い、今回本書を出版させていただく運びとなりました。

　前半で老衰における統計的な背景や私が細々と行ってきた研究内容の提示などを行い、老衰における臨床にどのような問題点があり、現状がどうであるのかについて書かせていただきました。後半は、老衰における臨床を実践するにあたっての留意点や考え方、工夫などについて書かせていただきました。ご興味のあるところから読んでいただければと思います。

　内容については、エビデンスなどの根拠が乏しい分野であるため、私見や経験からの発言も多く含まれておりますがご容赦ください。少しでも読者の皆様のお役に立つことができれば幸いです。

2019年4月

今永光彦

目次

はじめに ……… 2

序章 私が老衰に関心を持った理由　5

はじめての老衰の診断 ……… 6
老衰と診断することへの迷い ……… 7
老衰について調べてみた ……… 8
老衰をとりまく臨床は奥が深い？ ……… 9

第1章 老衰の過去・現在・未来　11

死亡時の年齢の変化──統計は語る① ……… 12
老衰死の場所は在宅か──統計は語る② ……… 16
老衰死に地域差はあるか──統計は語る③ ……… 18
的確な診断により減少──老衰の過去 ……… 25
多死社会だから老衰死も増加──老衰の現在 ……… 26
今後さらに増加──老衰の未来 ……… 27

第2章 老衰の診断をめぐって　31

老衰の診断をどうつける──臨床上の問題点① ……… 32
家族の意見は影響するか──臨床上の問題点② ……… 35
死亡診断書にどう記載する──臨床上の問題点③ ……… 37
在宅医へのインタビューによる質的研究 ……… 38
見えてきた傾向──質的研究の結果から① ……… 42
老衰の臨床像とは──質的研究の結果から② ……… 46

診断への葛藤や不安——質的研究の結果から③ ……… 47
他医師の考えが影響——質的研究の結果から④ ……… 48
家族との関わりを重視——質的研究の結果から⑤ ……… 48
結果から仮説を生成 ……… 49
質問紙票を用いての量的研究 ……… 50
死因としての老衰——量的研究の結果から① ……… 52
老衰と考える臨床像——量的研究の結果から② ……… 53
診断に影響すること——量的研究の結果から③ ……… 57
老衰と診断する際の気持ち——量的研究の結果から④ ……… 59
老衰と診断した際の家族の反応——量的研究の結果から⑤ ……… 60
死亡診断書の記載——量的研究の結果から⑥ ……… 62
量的研究の結果からわかったこと ……… 64
医師の葛藤・不安・迷いをもたらす因子——学会発表から① ……… 64
葛藤・不安・迷いの背景——学会発表から② ……… 68

第3章 老衰患者へのケア　73

可逆的な状態を見逃すな ……… 74
家族もチームの一員である ……… 86

第4章 老衰の看取り　99

場所によって関わり方は異なる ……… 100
急変したら治療すべきか ……… 111
食べること・食べられなくなること ……… 123
死亡診断をめぐって ……… 130

終章　あとがきに代えて ……… 141

序章

私が老衰に関心を持った理由

はじめての老衰の診断

　私がはじめて老衰と死亡診断書に記載したのは、医師になって6年目、2005年頃でした。当時、茨城の大和クリニックで外来診療と在宅医療（訪問診療＋往診）に従事していました。在宅医療を行うのは初めての経験であり、それまでの病院医療とは違う世界に戸惑いながらも楽しく仕事をしていたのを覚えています。

穏やかな最期を迎える

　そんな中、クリニックの院長であった下田泰彦先生が「老衰」という死亡診断をつけているのを見て、「老衰って、つけてよいのだな」と感じました。それまでは急性期病院で内科医として勤務していたため、なかなか老衰という言葉を使うことや、ましてや診断書に記載するというようなことはありませんでした。10年以上前のことでもあるため、今ほど超高齢者（本書では85歳以上を超高齢者と呼びます）が多くなかったこともあるのかもしれません。しかし、在宅医療を行ってみると、そこには自然な形で、穏やかに最期を迎えられる老衰の方がいました。

　私自身が最初に「老衰」と死亡診断書に記載した方は、90歳代の農家の方で、私が訪問診療を行っていた方でした。徐々に食事が摂れなくなり日常生活動作（ADL）が落ちていく感じでした。家族も「これは自然なことですよね」と理解されており、家族から「先生、老衰でしょ？」という言葉がありました。

　積極的な検査を必要としそうな疾患もないようでしたし、本人も家族も色々な検査をしたいという希望もなかったので、そのまま自宅で看取りをしました。その後も、何人か老衰として看取らせていただく中で、亡くなられた時も、家族の悲壮感は強くなく、「大往

生だよ」とか「苦しまずいけてよかった」というようなことをおっしゃる方が多かったのです。

思い出話の輪に加わった

ある時は、患者さんが亡くなられた直後に、「先生もお茶でも飲んでよ」と言われ、大人数の家族が、ご遺体の脇で車座になってお茶を飲みながら語り合っているところに同席させていただいたこともありました。その輪の中では、患者さん本人の思い出話をしながら、時折、静かな笑い声も聞かれました。家族自身は悲しみがないわけではなかったと思いますが、悲しむだけではない、本人を讃えるような、そんな"よい看取り"があったように思います。自分もこのように最期を迎えられたら幸せだろうなと感じました。

また、私が知らなかった患者さんの歴史を聞けることは非常に意義のあることでした。患者さんがひとりの人であり、妻であり、母であることをあらためて認識でき、患者さんをひとりの人としてみることの重要性を教えてくれた機会でもありました。

老衰と診断することへの迷い

在宅医療を続けていく中で、老衰という診断に迷うことも次第に出てきました。他に疾患もなく、緩徐な経過で食事量やADLが低下してきているような、まさに典型的な老衰という方は迷うことも少ないのですが、必ずしもそのような方ばかりではありません。どこかで引っかかる部分があり、本当に老衰としてしまってよいのであろうか、と思う方も時々いました。そのような時は、「どこまで検査して病気探しをするべきなのか」「容易に状態が改善するような原因を何か見逃してないか」などと迷うこともありました。

病院で老衰と診断され、自宅に看取り目的で帰ってきたが、抗精

神病薬（統合失調症の薬）をやめただけで元気になる方もいました。また、「これは老衰とみるのが適切であろう」という方に関して、家族の納得を得られずに時に過剰とも思える検査や治療を行うようなこともありました。

「老衰って難しいな、そもそも老衰について教えてもらったことはないし、どのように診断していったり、ケアしたりしていくことがよいのであろう」という疑問を持つようになりました。

老衰について調べてみた

そのような疑問を持ち、老衰について文献などを調べてみましたが、あまり臨床的に役立つようなものはなかなか見当たりませんでした。「それであれば、自分で研究してみよう」と思い、当時社会人大学院生として在籍していた順天堂大学公衆衛生学教室の丸井英二教授に相談したところ、まずは、統計学的な観点から捉えてみてはどうだろうとアドバイスを受けました。

確かに、老衰死が増えているのか、減っているのか、今後どうなっていくのか、地域差はあるのかなどをまとめた論文はありませんでした。そこで2011年と2012年に、統計学的な観点から調べた論文を2本書きました。これは臨床的に老衰を考察する前段階として、医療全体や社会的な観点から老衰を考える非常によいきっかけとなりました。

その後、実際に老衰について臨床的な観点から、研究を行うことができました。先ほど述べた「老衰をどのように診断していけばよいのか」という疑問を考えるうえで、参考になるような資料になりえるのかなと思っています。このあたりのことは、第1章や第2章でお伝えしていきたいと思います。

老衰をとりまく臨床は奥が深い？

　老衰に興味を持ちながら、臨床に携わっていると、老衰をとりまく臨床的な問題の奥深さを感じます。1つは先ほどから出てきている、診断に関することです。たとえ、家族が「老衰でしょ？」と言っても、容易に状態を改善できるような原因があり、患者本人のQOL改善に寄与するようであれば、その原因を取り除いたり、解決したりするべきでしょう。高齢だからといって、なんでも「老衰だから」としてしまうのは非常に危険なことです。

　また、そうかといって患者・家族にとってメリットがないのに、病気探しを必要以上にするのも問題です。そして、さらに問題を複雑にしているのが、医学的定義が曖昧であったり、患者が高齢であったりするために、家族の考えや理解の影響を受けやすくなることです。このあたりに関しては、第3章で詳しく論じていきたいと思います。

多様性をどう扱うか

　奥深さのもう1つは、「老衰」の臨床における多様性です。私は現在、在宅・外来・病棟・介護施設と様々なセッティングで、臨床に従事していますが、セッティングの違いによって、老衰のケアの仕方や多職種との連携に関して少し違いがあるように感じています。また、老衰と考えられる経過中にも、様々な急性疾患が起こることがあり、それをどこまで治療していくのか判断に迷うことも多々あります。

　そのような多様性を医療者としてどのように考え、扱っていくのかは難しい課題ですが、やりがいもあるところであると思っています。このあたりに関しては第4章で述べていきたいと思います。

臨床的な研究が数少ない分野でもあり、私自身の考えや経験が多くはなってしまいますが、この本が、皆様にとって「老衰」を考えるきっかけや少しばかりのヒントになるようであれば幸いです。

第1章

老衰の過去・現在・未来

死亡時の年齢の変化──統計は語る①

　ここでは、まず、なぜ今、老衰（死）を論じる必要があるのかを統計学的な観点から考えていきたいと思います。統計というと、何だかつまらなく感じる方もいるかもしれませんが、老衰が医療や社会の中でどのような位置付けとなっているのか、またなっていくのかを考えるうえで重要な観点と言えるでしょう。

　老衰が医療や社会の中でどのような位置づけであるのかを理解することにより、臨床現場で我々がどのように老衰を扱えばよいかの思考が深まるかと思います。以前、私が発表した2つの論文[1,2]を参考に説明していきたいと思います（一部データを最新のものに置き換えています）。

老衰で亡くなる人は多いのか

　わが国の高齢者人口は急速に増加しており、「本格的な高齢社会」となっています。WHOや国連の定義での「超高齢社会」（総人口に占める65歳以上の人口割合が21％を超える）に、2007年に突入しました。

　また、1996年には47万人であった90歳以上の人口は、2012年は150万人を超え、2040年には530万人を超えると推計されており、今後、超高齢者が著増することが予測されています[3]。超高齢者人口が今後加速度的に増加していくにあたって、超高齢者に対する治療指針やターミナルケアのあり方を確立させることの重要性を指摘する声もあります[4]。

　そんな超高齢者の特徴的な死因の1つに老衰死があります。**表1**に、2016年人口動態統計による年齢別の死因順位を載せます[5]。老衰は、全年齢において死因の第5位までに入っており、95歳以上では第1位となっています。また、老衰死亡者数は著増しており、

表1 | 年齢別の死因順位

年齢	第1位	第2位	第3位	第4位	第5位
80〜84歳	悪性新生物	心疾患	肺炎	脳血管疾患	老衰
85〜89歳	悪性新生物	心疾患	肺炎	脳血管疾患	老衰
90〜94歳	心疾患	悪性新生物	老衰	肺炎	脳血管疾患
95歳以上	老衰	心疾患	肺炎	脳血管疾患	悪性新生物
総数	悪性新生物	心疾患	肺炎	脳血管疾患	老衰

（厚生労働省「人口動態統計」2016年）

2008年には約36,000人（人口10万対死亡率28.6）ほどであったのが、2016年には約93,000人（人口10万対死亡率74.2）まで増加しており[*5]、この傾向は今後も続くことが予測されます。このように老衰死は増加していますが、今までどのような推移をたどってきたのでしょうか。詳しく見ていきたいと思います。

増えているのか減っているのか

図1に老衰死亡率（人口10万対死亡率）の推移を、図2に老衰の性別年齢調整死亡率の推移を示します。1950年代から1990年代にかけて、人口10万対死亡率は減少傾向にあり、同様に年齢調整死亡率も男女ともに減少傾向にあります。2000年以降には、人口10万対死亡率は増加傾向となりましたが、年齢調整死亡率は男女ともに2000年以降もほぼ横ばい状態となっています。

つまり、死亡率は著増しているものの、年齢構造などを調整している年齢調整死亡率ではそれほど増加していないということになります。この結果から、老衰死が増加したことの主たる理由として、老衰死と診断される人の割合が増えたからではなく、死亡者全体のなかで超高齢者の死亡者数が増えているためと言えます。

ここ最近は微増ながら年齢調整死亡率も増加しており、老衰死と診断される人の割合も少し増えてきていると言えます。これには、

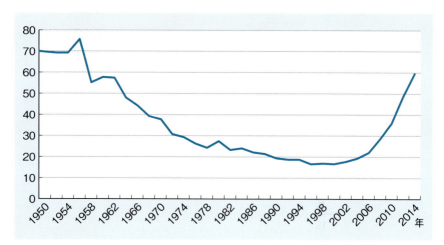

図1 | 老衰死亡率（人口10万対）の推移

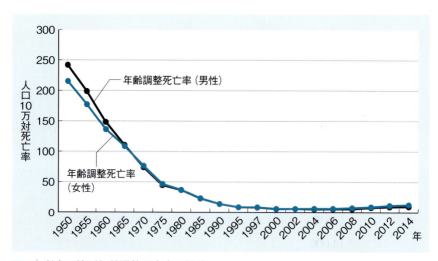

図2 | 老衰の性別年齢調整死亡率の推移

老いや超高齢者への医療に対する患者サイドや医療者の考え方の変化が関係しているのかもしれません。

> 老衰死亡者数は著増しており、その傾向は今後も続く

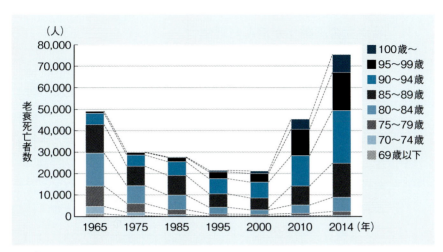

図3 | 年齢別にみた老衰死亡者数の推移

老衰で亡くなった方の年齢は

　次に、老衰で亡くなる人は何歳くらいが多いのかを見てみたいと思います。図3に年齢別にみた老衰死亡者数の推移を示します。1960～1970年代は70歳代～80歳代前半の老衰死亡者が多くなっています。その後徐々に70歳代～80歳代前半の老衰死亡者は減少していき、2000年代に入ってからは90歳以上の老衰死亡者が著増している状況です。

　詳しくみてみると、1965年には80歳未満で老衰と診断されている方が14,000人ほどおり、当時の老衰死亡者の3割弱を占めています。これは現在の臨床的な感覚からすると、ちょっとびっくりするような数値ではないでしょうか。現在ではなかなか80歳未満で老衰という診断がつくことは少ないと思います。実際に2014年には80歳未満で老衰と診断されている方は、老衰死亡者数の3％程度にとどまっています。逆に7割を90歳以上が占めるような状況となっています。

老衰死の高齢化が進んだ理由

　これは何を意味しているのでしょうか。かつては老衰で亡くなる方が今より若年であり、最近ではより高齢となっているという理由には2つのことが考えられます。1つは、医療へのアクセスや診断技術の問題で、以前はより若年で老衰死と診断されていた可能性です。何か疾病があったにも関わらず、アクセスの問題で医療機関への受診が十分にできずに亡くなったり、今ほど検査のテクノロジーが発達していなかったために疾病の診断がなされずに、老衰と診断された場合が想定されます。

　もう1つは、平均寿命が延び、高齢化が進むことによって、医療者や家族が老衰であろうと考える年齢が以前よりも高くなった可能性です。現代においては、高齢者とイメージされる年齢は、70歳以上と答える人は減少し、80歳以上と答える割合が増加しています[*6]。同様に老衰であろうと考えられる年齢も、より高齢となっていることが予測されます。したがって、老衰死はその時代の医療へのアクセスや診断技術、「老い」や「老化」といったものへの国民の認識など、様々な因子の影響をうけていると思われます。これはあたりまえのことのようではありますが、老衰が他の疾患と違うことを認識するうえで、また今後、老衰の議論を進めていくうえでは重要なことです。

> 老衰死亡者の高齢化は、
> 診断技術や「老い」への国民の意識が影響？

老衰死の場所は在宅か──統計は語る②

　実際に老衰で亡くなる人はどこで亡くなっているのでしょうか。

老衰というと、在宅死というイメージを持っている方も多いかもしれません。老衰と在宅死との関連については検討している論文がいくつかあり[*7, *8]、老衰死亡率が高い地域では有意に在宅死亡率が高くなると報告されています。それらについて、「老衰死はわが国において特徴的に多い死因であり、わが国の文化的特性から高齢者の中でも特に年齢が高いものに関しては医師や患者も正確な診断や加療を求めず、その結果在宅で死亡する」と考察がなされています[*7]。

高齢者施設での看取りが増加

おそらく老衰は在宅死と親和性が高いのでしょうし、在宅死を考えるうえでの1つのキーワードになるとは思われます。では、老衰は在宅医療の現場でのみ考えていけばよいものなのでしょうか。

図4に老衰死亡者の死亡場所の変化を示します。1975年は、老衰死亡者の9割以上が自宅で亡くなっています。その後、病院や施設で亡くなる割合が増加しており、2008年には自宅で亡くなる割合は26.5%に、2016年には15.6%まで減少しています。これは、

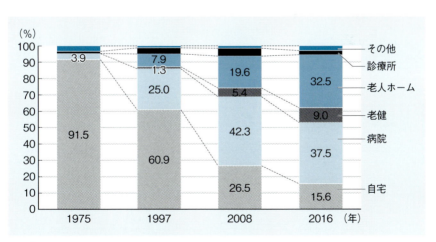

図4｜老衰死亡者の死亡場所の変化

一般的に死亡場所が自宅から病院へとシフトしてきているため、それに伴って病院や施設で亡くなる老衰死亡者が多くなっていると考えられます。

　この変化からは、老衰の死亡場所に関しては、自宅に限らず病院・施設と多様化していると言えます。つまり、あらゆる臨床セッティングにおいて、臨床医が老衰や老衰死に遭遇する機会は増えていると言えるでしょう。第4章にそれぞれの臨床セッティングによって、どのように老衰との関わり方が変わるか、またどのように関わればよいかについて論じたいと思います。

　特にここ最近は老人ホームでの老衰の看取りが増えていることが図4から読み取れます。老人ホームでの死亡の割合は、全死亡でみても2005年にはわずか2.8%であったのが2016年には9.2%となっており増加しています。独居や老々介護が問題となる中、「生活の場」である特別養護老人ホームはじめとする施設の看取りは少しずつ進んでいるのでしょう。そのような中、施設において老衰をどのように診ていけばよいのかは、今後、特に重要な観点になるのではないでしょうか。

> 老衰死の場所は多様化。
> あらゆる臨床セッティングで老衰に遭遇する

老衰死に地域差はあるか——統計は語る③

　老衰死には地域差があるのでしょうか。人口動態特殊報告・都道府県別年齢調整死亡率から、1975年と2005年における老衰の性・都道府県別年齢調整死亡率を用いて、各都道府県の性別年齢調整死亡率の全国値に対する比を算出し、地域差があるかどうかを検討しました。結果を図5・図6に示します。

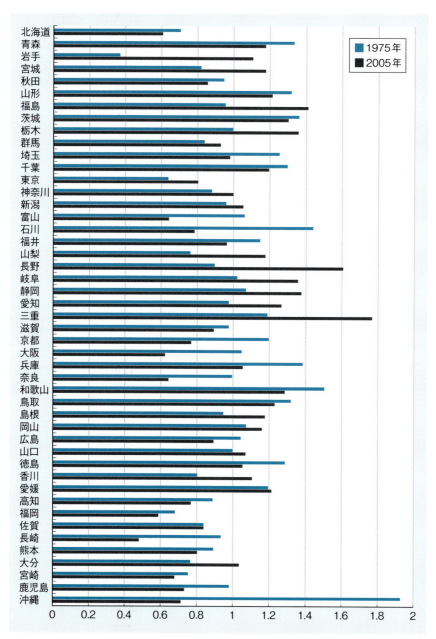

図5 1975年・2005年における老衰の都道府県別年齢調整死亡率（男）

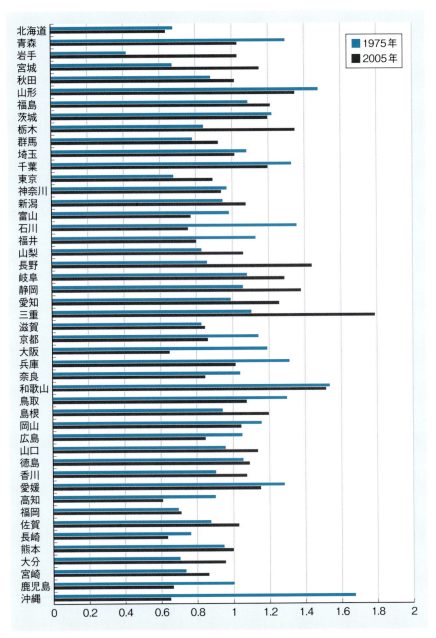

図6 | 1975年・2005年における老衰の都道府県別年齢調整死亡率（女）

中部で増加し沖縄で減少

都道府県別年齢調整死亡率は、同年の全国値に対する比で算出すると、1975年においては男性0.37〜1.93、女性0.41〜1.67であり、2005年においては男性0.48〜1.77、女性0.61〜1.79の幅を示しています。1975年・2005年ともに地域差を認めていると言えます。1975年と2005年を比較すると、男女ともに中部地方で増加傾向、近畿地方で減少傾向にありました。また、県別では沖縄県が著明に減少していました。

地域差に関しては、老衰の医学的定義が曖昧である（第2章参照）ことを考えると、医学的な要因以外に、社会的要因や地域特性など様々な因子が関与していると考えられました。そこで、様々な医療・社会的指標との関連を調べることで、その要因を検討しました。

まず、都道府県別老衰死亡率（性別年齢調整死亡率）と48の医療・社会的指標との関連をPearsonの積率相関係数を計算して調べました。次に、それらの中から、Pearsonの積率相関係数の絶対値が0.3以上であった変数を説明変数とし、都道府県別老衰死亡率（性別年齢調整死亡率）を目的変数とした多変量解析（重回帰分析）を行いました。重回帰分析に関してはステップワイズ法（変数増減法）を用いました。

その多変量解析（重回帰分析）の結果を**表2・表3**に示します。P値が0.05未満であるものが有意な因子になります。標準偏回帰係数がプラスの数値であれば正の関連を、マイナスの数値であれば負の関連を示していることになります。

地域差をもたらす因子は

男性では、75歳以上の入院受療率、心疾患の年齢調整死亡率、悪性新生物の年齢調整死亡率が有意な関連指標でした。また、85

表2｜都道府県別老衰死亡率（男）と医療・社会的指標との関連―重回帰分析

	偏回帰係数	標準誤差	F値	P値	標準偏回帰係数
75歳以上の入院受療率（人口10万対）	−0.001	0.001	13.604	0.001	−0.390
心疾患の年齢調整死亡率	0.04	0.019	4.566	0.04	0.229
悪性新生物の年齢調整死亡率	−0.035	0.012	−0.322	0.005	−0.322
85歳以上の年齢階級別死亡率	0.001	0.001	0.218	0.09	0.218
第3次産業就業者割合（％）	−0.0055	0.038	2.041	0.16	−0.168

※重回帰分析とは、ある事象をもたらす因子の影響の度合いを表す解析法

表3｜都道府県別老衰死亡率（女）と医療・社会的指標との関連―重回帰分析

	偏回帰係数	標準誤差	F値	P値	標準偏回帰係数
病院死亡割合（％）	−0.193	0.066	8.622	0.005	−0.303
85歳以上の年齢階級別死亡率	0.001	0.001	7.928	0.007	0.291
訪問診療を行っている病院数（人口10万対）	−0.553	0.128	18.800	0.001	−0.423
第3次産業就業者割合（％）	−0.132	0.036	13.326	0.001	−0.380

歳以上の年齢階級別死亡率と第3次産業就業者割合も最終的なモデルに含まれました。女性では、病院死亡割合、85歳以上の年齢階級別死亡率、訪問診療を行っている病院数、第3次産業就業者割合が有意な関連指標でした。

　結果について考察を行いたいと思います。第3次産業就業者割合が、女性の老衰死亡率と有意な負の関連を示していました。また、統計学的には有意差がありませんでしたが、男性においても重回帰分析の最終的なモデルに含まれていました。第3次産業就業者割合は一般に都市化の指標と考えられており[*9]、老衰死は都市部でないほうが多い可能性があります。その理由として、医療へのアクセスの問題や死生観・終末期ケアの意向の違いなどが考えられます。

超高齢者への医療の内容との関連

　85歳以上の年齢階級別死亡率が、女性の老衰死亡率と有意な正の関連を示しました。また、統計学的に有意差はなかったものの、男性においても重回帰分析の最終的なモデルに含まれていました。Janssenらは、欧州6カ国における高齢者死亡率が、無条件に患者の生命を保持すべきと考えている医師の割合と有意に負の相関を示したと報告しており、高齢者への医療行為を医師がどの程度適切に行っているかが高齢者死亡率に影響している可能性を示唆しています[*10]。

　85歳以上の年齢階級別死亡率が高い地域、すなわち超高齢者の死亡率が高い地域において、老衰死亡率が高い傾向を示しましたが、これも超高齢者への医療行為を医師がどのように行っているかが影響している可能性があるかと思います。つまり、超高齢者に対して生命保持を優先とした治療を行う医師が少ない地域では、老衰死亡率が高くなる可能性があるのではないでしょうか。

　女性の老衰死亡率は病院死亡割合と有意な負の関連を示し、男性の老衰死亡率は75歳以上の入院受療率と有意な負の関連を示しました。病院に入院することや病院で亡くなることにより、疾病診断へのアプローチがなされる割合が高くなると考えられ、その結果何かしらの病名がつき、老衰死が減る可能性があると思われます。

　人口10万対訪問診療病院数が、女性の老衰死亡率と有意な負の関連を示しました。これは、病院からの訪問診療を受けていると、より病院へのアクセスが容易となり、検査などで疾病の診断がつき、老衰死の病名がつきにくくなっているのではないかと思われます。

心疾患とがんによる死亡との関連

　男性の老衰死亡率において、心疾患の年齢調整死亡率が有意な正

の関連を示し、悪性新生物の年齢調整死亡率が有意な負の関連を示しました。日置は、心疾患死亡率が在宅死に関与していることを報告しており、それに対して、心疾患死亡率が老年人口割合・持ち家住宅率と正の相関を示し、人口密度と負の相関を示したことから、「高齢化のすすんだ過疎地域では心疾患死亡率が高く、その結果在宅死亡率も高くなっている」可能性を述べています[*11]。

　本研究で、前述したように都市化の指標と言われている第3次産業就業者割合が、女性の老衰死亡率と有意な負の関連を示していることから、老衰死亡率と心疾患死亡率との関連は、「高齢化のすすんだ過疎地域」という地域性をみている可能性があります。悪性新生物の年齢調整死亡率が有意な負の関連を示したことに関しては、綿引らは男子平均寿命に悪性新生物死亡率の寄与が大きいことを示しており[*12]、悪性新生物の死亡率が低いと、より高齢となり老衰死を迎える可能性が高まるのではないかと思われます。

　また、もう1つの可能性として、老衰死亡率が高い地域では悪性新生物を発見するための検査を超高齢者には積極的に行わない傾向があり、結果的に悪性新生物の診断がつかないためその死亡率が低くなっている可能性もあるかと思います。

老衰の臨床は変化に富む

　長々と考察してしまいましたが、述べてきたように、老衰死の地域差の背景には、病院へのアクセスの容易さや医師や患者側の終末期ケア・高齢者ケアへの考え方などの影響があると推測されます。これは、老衰・老衰死を考えるうえで重要な示唆であると思います。

　つまり、臨床のセッティングや医療的な環境により老衰の臨床は変わる、もしくは変える必要があるかもしれませんし、医師や患者・家族の考え方によって、患者の状態が同様であっても老衰と診断される場合とそうでない場合があるのではないかという仮説が立

ちます。医学的に明確な定義がないだけに、そのような事は十分考えられるかと思います。

　実際にどのようなプロセスで老衰と診断されているかを探索していく必要があると思われます。これについては、後ほど第2章で老衰の診断プロセスについて考えていきます。

> 医療的な環境や医師・患者側の価値観などが
> 老衰の診断に影響？

的確な診断により減少──老衰の過去

　これまで紹介してきた統計も踏まえ、老衰の位置づけが過去と現在でどのように変化しているのか、また未来はどのようになっていくのかについて、考えていきたいと思います。

老衰死の多寡は医学水準の指標

　先ほど図1（14ページ）に示したように、1950年代以降、老衰死亡率は著明に減少してきました。これに対して、鈴木は、「高齢者の死因の病理学的・臨床的検索が一段と向上し、安易な老衰の臨床診断が減少したことによる」と指摘しており[*13]、植村も「診断技術の進歩が引き起こしたものである」と指摘しています[*14]。

　かつて、老衰死の多寡は医学水準の指標とも言われていました[*15]。医学の進歩に伴い、的確に病気が診断されるようになることで、老衰は減っていったと考えられます。つまり、全ての老衰死がそうであったわけではありませんが、過去における老衰死は「疾病の診断がつかなかったためにつけられていた"老衰死"」という側面が多分にあったと言えるでしょう。そのような背景もあり、医師の中には、「老衰とつけるのは医療者としての恥である」、「老衰という病名は

つけてはいけない」というような考えの方もいるかと思います。

> 過去においては、
> 正確な診断がつかなかったために老衰死とされていた

多死社会だから老衰死も増加──老衰の現在

　2000年以降、老衰の人口10万対死亡率は増加傾向にあり、特に近年の著増は目を見張るものがあります。しかし、先ほども述べたように、年齢調整死亡率はほとんど増加していないことから、これは老衰死と診断される人の割合が増えたからではなく、超高齢者の死亡者数が増えていることが主要因と言えます。多分に現在の人口構造の影響があると考えられ、現在における老衰死は、超高齢者の死亡者数増加に伴う"多死社会における老衰死"であると言えるのではないでしょうか。

臨床現場の概念は曖昧

　死亡診断書記入マニュアルにおいて、死因としての老衰は、「高齢者で他に記載すべき死亡の原因がない、いわゆる自然死の場合のみ」用いるようにと記載されています[*16]。しかし、実際の臨床現場において老衰の概念は曖昧なものであり、混乱があるのが現状であるかと思います。このあたりに関しては、第2章で「臨床上の問題点」として詳しく論じていきますが、超高齢者が臨床現場で著増するなか、どこまで検査を行って疾病を探していくのか、どこまで治療を行っていくのか迷われる場面も多いかと思います。

　老衰に関して言えば、どこまで検査をしたうえで老衰と判断するのか、老衰と判断したうえでどのように治療やケアを行っていけばよいのかに関して明確なコンセンサスはなく、現状ではその議論さ

え進んでいないのではないかと思います。

　老衰をどのように考えていけばよいのか、その命題を現在の医療者はつきつけられているのではないでしょうか。

> 現在は、超高齢者の死亡者数増加に伴う
> "多死社会における老衰死"

今後さらに増加──老衰の未来

　今後、老衰死亡者はどの程度増加するのでしょうか。老衰の年齢階級別死亡率が2015年と同率で推移すると仮定して、老衰死亡者の推計を行ってみます。将来推計人口は、2017（平成29）年推計の日本の将来推計人口（出生中位・死亡中位）[*3] を用いました。2025年の老衰死亡者数は推計120,414人であり、2015年の84,755人の1.42倍にあたる数値でした。2040年の老衰死亡者数は推計163,571人であり、2015年の1.93倍でした。

何でも"年のせい"にされる懸念

　実際には、老衰の年齢階級別死亡率は全体的に上昇傾向にあるため、この数値よりも老衰死亡者数が多くなる可能性も高いかと思います。現在も著増している老衰死亡者数ですが、今後もさらに増加することがこの推計からも明らかと思います。

　今後さらに増加していく老衰患者に、医療者はどのように向き合っていけばよいのでしょうか。老衰患者が増加するにあたって、危惧されることの1つに、何でも"年のせい"にされてしまうことがあります。容易に改善できるような可逆的な状態であるにもかかわらず、老衰だから仕方ないとされ、結果的に本人の尊厳やQOLが阻害される可能性を考えなくてはなりません。

この点については、第3章で「可逆的な状態を見逃すな」（74ページ）として詳しく論じていきたいと思います。今後さらに増加する老衰に対処するためには、今こそ、老衰について医療者が考えたり、論じたりしなくてはならないのではないでしょうか。また、医療者のみならず、市民も含めて議論していく必要もあるでしょう。

> 老衰死亡者の増加が予測され、
> 医療者の向き合い方が問われる

● 文献
* 1　今永光彦, 他. 老衰死はどのように変化してきているのか―人口動態統計を利用した記述疫学的検討―. 厚生の指標 2011；58（4）：1-5.
* 2　今永光彦, 他.「老衰死」の地域差を生み出す要因―2005年の都道府県別老衰死亡率と医療・社会的指標との関連―. 厚生の指標 2012；59（13）：1-6.
* 3　国立社会保障・人口問題研究所編. 日本の将来推計人口　平成29年推計. 東京：国立社会保障・人口問題研究所；31 July 2017. Availablefrom：http://www.ipss.go.jp/pp-zenkoku/j/zenkoku2017/pp29_ReportALL.pdf
* 4　下方浩史. 超高齢者医療の重要性. JIM 2006；16（2）：102-5.
* 5　厚生労働省. 平成28年（2016）人口動態統計（確定数）の概況. 東京：厚生労働省；15 Sep 2017. Availablefrom：http://www.mhlw.go.jp/toukei/saikin/hw/jinkou/kakutei16/index.html
* 6　内閣府. 平成26年度 高齢者の日常生活に関する意識調査結果. 東京：内閣府；Mar 2015. Availablefrom：http://www8.cao.go.jp/kourei/ishiki/h26/sougou/zentai/index.html
* 7　宮下光令, 他. 2004年の都道府県別在宅死亡割合と医療・社会的指標の関連. 厚生の指標 2007；54（11）：44-9.
* 8　Sauvaget C, Tsuji I, Li JH. 日本の在宅死に影響する因子. The Tohoku Journal of Experimental Medicine1996；180（2）：87-98.
* 9　厚生労働省編. 平成17年度版厚生労働白書. 東京：ぎょうせい, 2006.
* 10　Janssen F, A.Van der Heide, A.E.Kunst, et al. End-of-life decisions and old-age mortality: a cross-country analysis. J Am Geriatr Soc 2006；54（12）：1951-3.
* 11　日置敦巳. 岐阜県の2地域における統計資料からみた在宅死亡決定要因. 民族衛生 1995；61（1）：40-8.
* 12　綿引信義, 畑栄一. 男子平均寿命の国内格差について―青森県と長野県の比較を通して―. 厚生の指標 2009；56（1）：9-14.
* 13　鈴木隆雄. 日常診療における高齢者ケア　ガン, 老衰死, 寿命. 総合臨床 1993；42（7）：2212-14.

＊14 植村肇．国民医療の課題：第7報　老衰死の激減に思う．駒沢短期大学研究紀要 1984；12：17-31.
＊15 厚生の指標臨時増刊，国民衛生の動向．東京：厚生統計協会，1988；62-3.
＊16 厚生労働省大臣官房統計情報部・医政局編．死亡診断書（死体検案書）記入マニュアル（平成30年度版）．東京：厚生労働省大臣官房統計情報部・医政局；2 February 2018. Available from：http://www.mhlw.go.jp/toukei/manual/dl/manual_h30.pdf

第2章

老衰の診断を めぐって

老衰の診断をどうつける――臨床上の問題点①

　ここでは、実際の臨床上、医療職が老衰（死）に対峙するうえでどのような問題点があるのか、症例（Case）をもとに考えていきたいと思います。

📎 Case 1　本人に負担のない検査を実施

　94歳女性。1年程前までは自立していたが、徐々にADL低下。3カ月程前より食欲低下も認めるようになり、さらにADL低下したとのことで、家族に連れられて当院外来受診。最近はほとんど食事もとれず、眠っている時間が長くなっているとのこと。本人とは細かい意思の疎通は困難であったため、家族に意向を聞いたところ、「できれば最期は家で看取りたい。しかし、なにか原因がわかるのであれば、そのほうが気持ちとして自宅でみやすいので、本人がつらくない検査ならしてほしい」とのことであった。

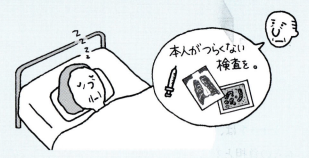

　採血・レントゲン・CT検査を行ったが、明らかな異常は認めなかった。それ以上の消化管精査などは行わずに訪問診療を開始し、老衰の経過であることを家族・多職種と共有した。多職種と連携し、介護環境や食形態の調整などを行い、一時的には食事摂取量も増加。その後、再度食事がとれなくなっていき、眠っている時間も長くなっていった。訪問診療開始より3カ月後にご自宅で永眠された。

Case 2 抗精神病薬を中止したら…

87歳女性。生来健康でADLも自立していたが、転倒して大腿骨頸部骨折を起こして入院。手術し、リハビリテーションを行っていたが、ADL・経口摂取量の低下を認め、眠っている時間も長くなり、担当医に老衰と言われた。

家族から在宅での看取り希望があり、訪問診療開始となる。せん妄症状に対して、入院中に処方されて継続となっていた抗精神病薬を中止したところ、徐々に経口摂取量が増え、本人の発語も増え、自宅での療養を継続できた。

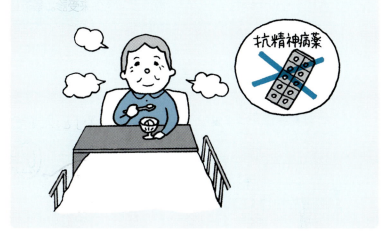

Case 1は、本人のQOLや家族の意向・老いへの考え方を重視し、本人の負担となる検査など、必要以上の"病気探し"を行わずに、在宅で看取りを行った症例です。Case 2は、老衰と診断され、看取り目的で紹介されたものの、実際には薬剤の中止により本人の状態が著明に改善した症例です。

これら2つのケースを通して言えることは、医療職・介護職などの専門職と家族が老衰という状態を共有しながらケアを行っていくことにより、本人のQOLを重視して、より自然な形で最期を迎え

ることが可能となる一方で、治療可能な可逆的な病態が老衰とされ、介入がなされないこともありうる、ということです。

概念が曖昧で現場は混乱

　老衰死を考えるうえで問題となるのは、このように老衰もしくは老衰死の診断過程が不明確なことです。死亡診断書記入マニュアルにおいて、死因としての老衰は「高齢者で他に記載すべき死亡の原因がない、いわゆる自然死の場合のみ」用いるようにと記載されています[1]。しかし、臨床現場においては老衰の診断過程において混乱があるのが現状です。

　これまでの老衰死に関する議論として、剖検や死因の再検討を行えば、他にも死因となりえる病態が認められるのを根拠に、死因としての老衰に否定的な意見がある[2,3]一方で、加齢による衰弱である"老衰現象"を認める以上、それに伴う肺炎などがあっても、老衰死を認めざるをえないのではないかという主張もあります[4,5]。このように、老衰や老衰死の概念は曖昧なものであり、様々な立場により考え方が異なっていると言えます。

可逆的かつQOLに寄与するか

　臨床的には、「治癒が可能な病態であったにもかかわらず、適切な診断・治療が行われずに老衰と診断されている可能性」や、「本人のQOL・家族の意向を考えれば老衰と診断されるべきであったのにもかかわらず、過剰な検査・治療が行われ、病死と診断されている可能性」が考えられます。臨床医としては、超高齢者の診療において、医学的に可逆性の病態を見逃さないことが前提となります。同時にその一方で、本人のQOL維持・向上に寄与しないような病因追求を控えるという決断も必要となると思われます。

　そのようなジレンマのなかで、どのように臨床を行っていくのか

は今後の多死社会を迎えるにあたり、高齢者医療に携わるものとして、非常に重要なテーマであると思います。

これらのジレンマは臨床を行う"場"によっても変化するでしょう。病院など検査が容易にできる環境であれば検査のハードルは低くなるし、在宅など検査が困難な状況であれば高くなることが推測されます。受診する側としてもニーズによって"場"を選んでいることもあるでしょう。

Case 1に関しても、もし診療所でCT検査が行えない状況であれば、他院に紹介してまでCT検査を行っていたでしょうか。医療へのアクセスの相違が老衰死の地域差を生みだす1つの要因であるとの報告もあります[*6]。"場"を意識したうえで、その患者に検査をすべきかどうか検討することも、老衰の臨床においては重要かと思います。

> 臨床現場において老衰の診断過程は不明瞭

家族の意見は影響するか──臨床上の問題点②

次に家族との関わりについて、考えてみたいと思います。社会学的な観点からは天田が、「老衰とは老い衰えゆく者とそれをみつめケアする他者との相互作用であり、「関係性の出来事」と捉えられる」と述べています[*7]。「関係性の出来事」であるとすると、最も身近でケアを行う家族の理解や考えが診断に影響を与えることはあるのでしょうか。

医学的な診断名に家族の理解や考えが影響することは、通常、ありえないでしょう。しかし、次のようなケースを経験したことがある人もいるのではないでしょうか。

Case 3 遠方の長女に介入されて

　95歳女性。徐々にADLが低下し、この半年は歩行できなくなりベッド上の生活となる。医療機関は特に受診しておらず、デイケアやデイサービスを利用していた。3カ月前に、腸炎で他院へ入院したエピソードから、主介護者である長男の妻は医療機関へ定期的に受診をしたほうがよいと考えたが通院困難であり訪問診療を希望、導入となった。介護者は長男の妻のみであり、子どもは他に長女がいるが、遠方のためにほとんど介護には関与していなかった。

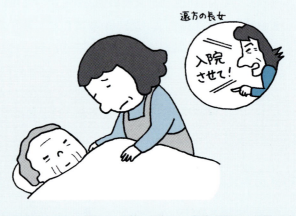

　訪問診療開始後も緩徐に状態が低下、食事摂取も少量となり、看取りも遠くない時期となってきた。長男の妻と老衰の経過であろうことや看取りの場について相談したところ、「確かに老衰だと思います。このまま家で看取るのがお義母さんにとってはいいと思います。でも、私だけでは決められないので、他の家族にも相談してみます」とのことであった。長男の妻から長男に話がなされ、さらに長男が長女に相談をしたところ、長女は「なぜ家でそんなになるまで放っておいたの」とのことで、入院して胃瘻を造設することとなった。

家族の納得や理解が必要

Case 3 のように家族の納得や理解がないと、老衰として対応したり、看取っていったりすることが困難となることがあります。老衰を家族とどのように共有していけばよいのか、病因追求や医療的な介入についてどう相談していくのか、家族の心情にどのように配慮していくのかなど、家族に対する臨床的な課題も多くあります。

> 老衰を家族とどのように共有していけばよいのか

死亡診断書にどう記載する──臨床上の問題点③

　死亡診断書は、死因の統計のもととなる、非常に重要な書類です。前述したように、死亡診断書記入マニュアルにおいて、死因としての老衰は「高齢者で他に記載すべき死亡の原因がない、いわゆる自然死の場合のみ」用いるようにと記載されています[*1]。しかし、老衰と考えられる経過中に肺炎を合併した場合に、あくまで肺炎も老衰の1つの経過として考えて老衰を死因とするのか、肺炎を死因とするのかなど悩ましい状況になることがあります。同じく、老衰の経過中に認知症を合併している場合や、痰によると考えられる窒息が起こった場合はどうでしょうか。

　老衰と死亡診断する際に、発病から死亡までの期間をどのように記載するかも不明瞭です。このように、死亡診断書の記載段階においても難しい部分があり、医師によって書き方が異なる可能性もあるのではないでしょうか。

家族が死を納得する書類

　家族にとっては、死亡診断書は死を納得するための書類でもあり

ます。以前、家族から「私たちは死亡診断書の病名をみて、患者の死を納得したり、今までのことを顧みたりするのです」という言葉をもらったことがあります。そのような家族の心情も考えると、余計に記載内容については悩んでしまうことがあります。

> 老衰死は死亡診断書の記載でも迷い悩む

これらの問題点に関しては、この後の質的研究や量的研究の中で、触れていきます。実際にどのように対処していけばよいのかを第3章や第4章で論じていきたいと思います。

在宅医へのインタビューによる質的研究

臨床上の問題点として先ほど述べたように、臨床現場において老衰の診断過程が不明瞭であることは、大きな問題点の1つです。これに対して、取っ掛かりとして2014年に、フォーカスグループ・インタビューによる質的研究[*8]を行いました。ここではその研究を紹介したいと思います。

診断の思考過程を探究

在宅医療において、医師が死因として老衰と診断する思考過程は現状では不明です。今後、老衰死亡者数が増加するなかで、医療者はもちろん、市民も含めて死因としての老衰という概念を広めていく必要がありますが、まず医師が死因としての老衰をどのような思考過程で診断しているのかを明らかにする必要があると考えました。これが明らかになれば、医師が在宅で、死因としての老衰を診断するプロセスに関して仮説形成がなされ、この領域の検討を行ううえでの基盤となりえるでしょう。

そこで、在宅医療において医師が死因として老衰と診断する思考

過程に関する探索を行いました。仮説形成することが目的であるため、質的研究手法が適しており、データ収集方法としてフォーカスグループ・インタビューで行いました。

フォーカスグループ・インタビューを実施

対象と時期

　在宅医療において、死亡診断書の直接死因に「老衰」と記載したことのある医師を対象として、フォーカスグループ・インタビューを行いました。研究者がコンタクトをとれたAクリニックの医師3名とB病院医師1名の計4名（1回目）、Cクリニックの医師4名（2回目）、D医師会の医師5名（3回目）を対象とし、計3回のフォーカスグループ・インタビューを、2014年3月〜7月に行っています。

　対象者の選定に関しては、以下の考えのもとに行いました。まず、グループ診療で在宅医療を行っているAクリニックとB病院の医師に1回目のフォーカスグループ・インタビューを行いました。1回目のフォーカスグループ・インタビューを分析した結果から、主治医制で在宅医療を行っている医師の場合は、結果に違いが生じるのかという疑問が生じたため、主治医制で在宅医療を行っているCクリニックで2回目のフォーカスグループ・インタビューを行いました。

　1・2回目の分析結果から、医師としての経験年数により結果に違いが生じるかという疑問が生じたため、より経験年数の高い医師をリクルートできたD医師会の医師を対象としました。また、先行研究により、老衰死亡率には地域差があることが報告されているため[*9]、関東農村部、関東都市部、関西都市部と地域性が異なるように、それぞれのフォーカスグループを選出しました。

■ 3つの主題を質問

　フォーカスグループ・インタビューでは、同一の研究者1名がインタビュアーを務めました。空間的構造として、カンファレンスルーム・会議室といったプライバシーが保たれ、議論に集中できる場でインタビューを実施しています。時間的構造としては、対象者の負担を考慮し、約30〜40分で行いました。インタビューにより得られた内容は、すべてICレコーダー及び筆記により記録しました。

　インタビューは、あらかじめ作成された面接ガイドに基づく半構造化面接で行い、

> 1）在宅医療において、死亡診断書の直接死因に"老衰"と記載するにあたって、最初、抵抗感はあったか。
> 2）老衰という病名をつけるにあたって、困ったことや失敗したことなどあったか、それらに対してどのように対処したか。
> 3）在宅医療において、どのようなときに死亡診断書の直接死因に老衰と記載しているか。

の3つを主題としました。なお、フォーカスグループ・インタビューに先立ち、在宅医療において、死亡診断書の直接死因に老衰と記載したことのある医師1名に予備インタビューを行い、面接ガイドの調整を行っています。

■ 倫理的配慮

　インタビューは、私が所属する国立病院機構東埼玉病院倫理委員会の承認を経て実施しました。対象者に対しては研究へのリクルートの時点で、メールにて説明書を送付し、不明な点があれば研究者がメールもしくは電話などで質問をうけ、説明を行いました。

　インタビュー会場においても、研究者が説明書に基づいて研究内容を再度説明し、同意文書への署名により同意を得ました。その際

に、インタビュー内容の音声録音、発言内容の匿名での公表についても同意を得ています。

■ 分析の手順

録音したインタビュー内容のテープ起こしにより得た口述記録を、筆記した記録と比較したうえで、匿名化された逐語録を作成し、分析用テキストとしました。つぎに、大谷尚によるSCAT (Steps for Coding and Theorization)[*10]を参考に分析を実施しました。手順は、フォーカスグループ・インタビューそれぞれに対して、以下の通りです。

> 1) 2名の研究者（T.I, T.T）が協議して分析用テキストから注目すべき重要な語句を抽出し、分析用データとした。
> 2) この語句を端的に言い換えるデータ外の語句を同じ2名の研究者で記入した。
> 3) 前項を説明するための概念・語句・文字列を同じ2名の研究者で記入した。
> 4) 以上にもとづいて、テーマ・構成概念を同じ2名の研究者で記入した。
> 5) 次のステップとして、同じ2名の研究者で検討し、テーマ・構成概念を繋いでストーリー・ライン及び理論記述の構築を行った。
> 6) 最後に、それぞれのフォーカスグループ・インタビューのストーリー・ライン及び理論記述をもとに、2名の研究者で協議し、合意形成した内容を最終的な分析結果とした。

さらに、分析結果の妥当性を検証するために、対象者全員に最終的な分析結果を送付し、メンバーチェッキング（対象者に結果が納得できるものであるかを確認する）を行いました。

見えてきた傾向——質的研究の結果から①

「在宅医療において、医師が死因として老衰と診断する思考過程」に関して、**1** 老衰と考えられる臨床像、**2** 老衰と診断することに対しての葛藤や不安、**3** 他医師の考えが影響、**4** 家族との関わりを重視、の4つを描出しました。そして、これらを順に4、3、3、3のカテゴリーに分類しました。それぞれのカテゴリーにおける、対象者の代表的な発言を**表1**に示します。

老衰と診断する過程

1 について、医師は、「老衰と考えられる臨床像」をそれぞれもっていました。80〜85歳以上というような「年齢的な目安」をもちながら、「患者との継続的な関わり」のなかで、「緩徐な状態低下」をきたしており、「他に致死的な病気の診断がついていない」患者を老衰と考えていました。

2 では、医師は「老衰と診断することに対しての葛藤や不安」を抱えていました。具体的には、患者にとって病気の診断をつけることに意義が少ないと感じながらも「病気の診断を積極的に行わないことへの葛藤」や「病気の見逃しに対する不安」を抱えていました。また、死亡診断書の「発症から死亡までの期間」の記入や、最終的な段階で生じた誤嚥性肺炎も含めて老衰の経過としてよいかなど「老衰の定義の曖昧さからの迷い」を感じていました。

3 では、老衰と診断するにあたっては「他医師の考えが影響」していました。カンファレンス・勉強会・上級医との会話などで、「他医師からの老衰という概念の提示」があることにより、抵抗感少なく老衰と診断していました。また、「老衰という診断に対する他医師の同意」が老衰と診断することを後押ししていました。「老衰という診断に対する他医師の否定感」を感じることもあり、その場合

表1 | 在宅医療において医師が死因として老衰と診断する思考過程

※インタビューからの引用は「 」で囲み、意味が分かりやすくなるように研究者が追記した部分は [ ] で囲んだ

① 老衰と考えられる臨床像	年齢的な目安	「[老衰と診断する根拠として] 年齢もあると思いますね、なんとなく85歳とかをラインに」
		「年齢は、平均寿命こえていれば [老衰と] つけやすいですよね」
	患者との継続的な関わり	「長いつきあいの患者さんのほうが [老衰と] 書きやすいよね」
		「長くみている人に関しては、今までがわかるから [老衰と書きやすい]」
	緩徐な状態低下	「COPDがあって、食べられなくなって…。呼吸不全がすすむわけでもなく、徐々に弱っていって、ある日亡くなった。その人は迷わず老衰と書きました」
		「徐々に食欲が落ちて、寝ている時間が多くなってきて、数カ月かけてだんだん衰えていく」
	他に致死的な病気の診断がついていない	「[老衰の定義としては] 自分は、病名で大きなものがある明らかな証拠がないことですかね」
		「ある程度の年齢で、死に至る病気ないんだけど、ある程度の期間をへて、弱っていく人は [老衰と] つけますよね」
		「在宅でみていて、いわゆる高齢虚弱な状態でみている人が、予期せず亡くなったとき、朝呼吸が止まっていたときなどは老衰しかないかなと。家族にもそれが一番すっと入ってくる。そこで死因を究明しても。証拠がないですし、老衰ですねと、いいますね」
② 老衰と診断することに対しての葛藤や不安	病気の見逃しに対する不安	「何らかの病気があるのに、見過ごしているだけかもと思って [老衰と診断することに] 戸惑いがありました」
		「年とって、いろいろ病気あったかも。がんなどもあったかもしれないし…」
	病気の診断を積極的に行わないことへの葛藤	「老衰とつけたことで、困ったことはないのですけれども。診断というか…これはないかなとかいろいろな思考を経て、老衰に至りますが、気軽に老衰とつけると、診断を放棄しているのではとの思いが頭をかすめることがあります。さっき抵抗はないと言いましたが、そういうジレンマが頭をよぎります
		「がんとかあるかもしれないけど、だからといって、介入するわけでもないし…」

表1 （続き）

2 (続き)	老衰の定義の曖昧さからの迷い	「先日、ちょうど老衰の話になったのだけど、ベテランの先生も皆同じで…それぞれバラバラの定義をもっているのだよね。亡くなったときの局面、病態を振り返ってなんにもないから老衰ですとつけるのだけど、本来ならどこかの時点から老衰は始まっているはずで。3カ月というドクターもいる。あるドクターは食べられなくなった時から老衰。それも難しい。全く食べられなくなった時点か。あるいは減ってきたときか。認知症があるときでも老衰と言い換えることもあるよね」
		「困ることは…複合的な病気で弱る人が多いので、メインの病気はなんとも言えない人が多い。今後、老衰という病名をそのような人たちにつけるのか、それとも従来通り病名をいくつかつけるのか、迷うことが増えるんじゃないんですかね」
		「誤嚥性肺炎を起こした場合、それも含めて老衰と考えて、[死因を老衰と]書くかは迷います」
3 他医師の考えが影響	他医師からの老衰という概念の提示	「カンファレンスとかで、ある患者さんに老衰と書いていいのかみたいな議論があった。病名書くのが当然とその前まで思っていた」
		「死亡診断書に老衰ということを書いてよいのかというのがまずありましたけども、医師会の死亡診断書の書き方の勉強会などで話題に出て、いいのかもと」
		「上級医というか、施設長が[老衰と]つけるのを見て、ああいいのだと思ってました
	他医師の老衰という診断に対する同意	「さっきのYさんのときは、他の医師と話をして、折り合いをつけた。みんながそう思っているのか…それなら、老衰でいいかなと。先生たちと話をしてから、看取りに行った」
		「老衰以外のなにものでもないとD先生に言われた」
	他医師の老衰という診断に対する否定感	「入院して検査したら、肺炎だったと。いつからこうだったのだと言われてしまったりねえ。そうなると、老衰にはならないですよね」
		「I病院に入院した在宅の患者さんがいたのですけどね、誤嚥しちゃって。90歳代の人なのですけど…亡くなって急性心不全となって。（中略）病院の医師もわかってないと思います」

表1 （続き）

4 家族との関わりを重視	前提条件としての家族の納得・理解	「[老衰という] 診断名について、ご家族とかにうまく納得してもらう必要があると思う。だから、途中でよく家族と話をしていきます」
		「在宅では十分な検査ができないので、もしかしたらがんが隠れているかもしれないなとかあって、家族とちらっとそのあたり話したりもするのだけど、実際には、証拠はないので、家族と話したうえで、可能性はあるがわかっている範囲で老衰だよと。そのときにご家族のほうから"がんじゃないんですね"となってくるとまた難しくなってくるのですけど」
		「家族には老衰とつけることを、あらかじめ断っておきますね。私の判断としては、こうこうこういうことで老衰だと思いますけど、それでいいですかと断りますね。家族が死因を求めることも少なからずありますし」
	家族の老衰への肯定感を尊重	「家族の方が"老衰でしょ？"と言ったり」
		「その家族の雰囲気として、診断名、なにかつけたほうがよさそうだなというときにはつけます。老衰として、家族としてよさそうかな、老衰でもいけそうだなというときにあえて老衰とつけたりします」
		「慢性硬膜下血腫除外のために、CTとるのを家族にすすめても、それも含めて老衰でしょと言われたことがあった。それもそうなのかなと」
		「家族から感謝されることはあるよね。"よかった、老衰ですか"と」
	死亡後の家族の自責感を考慮	「具体的には、痰の吸引が必要な人で、最後にそうなった［痰づまりになった］とき、家族に自責の念が起きないように、ことさらに老衰ですと言っちゃうところがありますね」

は老衰と診断することを躊躇させていました。

死後の家族感情にも配慮

4 では、医師は「家族との関わりを重視」していました。まず、「前提条件としての家族の納得・理解」を得るために、経過中にこれは老衰の経過であることを家族と共有し、死亡時に老衰を死因とすることを家族に確認していました。

また、経過中や死亡時の家族の言葉や雰囲気から汲み取った「家

族の老衰への肯定感を尊重」して、老衰と診断していました。「死亡後の家族の自責感を考慮」してもおり、死亡後の家族の感情も考えたうえで老衰と診断していました。

以上より、「在宅医療において、医師が死因として老衰と診断する思考過程」に関して、「医師は老衰と考えられる臨床像をもちながらも、老衰と診断することに対して葛藤や不安を抱えており、そのような中で、他医師の考えの影響を受けながら、家族との関わりを重視して、診断を行っている」という仮説を生成しました。

また、分析結果の妥当性を検証するために行ったメンバーチェッキングでは、13名中7名の対象者から返信を得ましたが、すべて結果を支持する内容でした。

老衰の臨床像とは──質的研究の結果から②

今回、「在宅医療において、医師が死因として老衰と診断する思考過程」について探索し、4つの概念が明らかになりました。

複数の因子をもとに判断

前述 **1**、医師がもつ「老衰と考えられる臨床像」について詳しくみてみましょう。

本研究で、「年齢的な目安」は80～85歳以上と示されました。これは老衰死亡者の9割近くが85歳以上で占められている実際の死亡統計とも概ね合致すると思われ、老衰と考えられる臨床像の1つの重要な要件と思われました。

「患者との継続的な関わり」に関しては、在宅医は終末期と判断する際に、「点ではない」判断をしているとの報告もあります[*11]。超高齢者の終末期像の1つである老衰においても、判断を行ううえでは、ある1点ではなく、継続的な関わりがあることは重要な要素

と考えられます。特に、次に示す「緩徐な状態低下」を判断するうえでは、継続性があることで判断がより行いやすくなると考えられるでしょう。

その「緩徐な状態低下」に関して、Lunneyらの報告では、高齢虚弱で死に至る場合には他疾患と比較して緩徐にADLが低下することが示されており[*12]、"老衰"と判断するうえでの重要な経過と言えます。

他の病気の有無をどう判断するか

また、「他に致死的な病気の診断がついていない」は、死亡診断書記入マニュアルに、死因としての老衰は高齢者で他に記載すべき死亡の原因がない場合に用いるよう記されており[*1]、1つの前提となる要素と考えられます。しかし、実際の臨床では、致死的な病気の除外をどこまで行うか、最終的に肺炎などが生じた場合はどこまでが老衰といえるのか、といった問題があると思われます。これは2つ目の概念である「老衰と診断することに対しての葛藤や不安」とも関連してくる要素であるかと思います。

実際に、インタビュー内容で「他に致死的な病気の診断がついていない」というカテゴリーには、検査をしていないため結果的に病気の診断がついていないという面も含まれています。

診断への葛藤や不安──質的研究の結果から③

❷の「老衰と診断することに対しての葛藤や不安」の背景に何があるのでしょうか。

1950年代から1990年代まで、老衰死亡率は著明に減少してきましたが、それは近年の診断技術の進歩に伴うものであると鈴木や植村らは指摘しています[*13,*14]。このように、"診断"と"老衰"とは

密接な関係にあります。

　診断技術が進歩した近年においては、臨床医は、本人のQOL維持・向上に寄与しないような病因追求をあえて控えるという決断も必要であるかもしれません。実際に対象者もそのような観点から、必要以上の病因追求を行っていなかったものの、その際には、今回の結果が示すような「病気の診断を積極的に行わないことへの葛藤」や、十分な検査を行わないなかで「病気の見逃しに対する不安」が生じうるのであろうと予測されます。

　老衰に対する考え方は立場によっても異なる曖昧なものであるため[*2、*3、*4、*5]、「老衰の定義の曖昧さからの迷い」が生じていると考えられました。

他医師の考えが影響──質的研究の結果から④

　老衰と診断するにあたっては、**3**「他医師の考えが影響」していました。「老衰という概念の他医師からの提示」や「老衰という診断に対する他医師の同意」は、老衰と診断することに対しての促進因子に、「老衰という診断に対する他医師の否定感」が阻害因子となっている可能性が示唆されました。

　「老衰と診断することに対しての葛藤や不安」を抱えているなかでは、他医師がどのように考えるかが、大きな影響を及ぼすものと考えられます。

家族との関わりを重視──質的研究の結果から⑤

　医師は、**4**「家族との関わりを重視」していました。先ほども引用しましたが、天田は、「老衰とは老い衰えゆく者とそれをみつめケアする他者との相互作用であり、「関係性の出来事」と捉えられ

る」と述べています[*7]。最も身近でケアを行う立場にある家族の老衰への「納得・理解」や「肯定感」を重視することは老衰の臨床においては重要なことであると考えられます。

　Fratezi らは質的研究の結果、「高齢者を自宅で看取る際には、家族は複雑かつ両価的な感情を抱いている」と報告しています[*15]。そのようななか、「死亡後の家族の自責感を考慮」して、老衰と診断することは、そのこと自体が家族ケアにつながるものであると思われます。

結果から仮説を生成

　本検討の限界として、それぞれのフォーカスグループ・インタビューの対象者が、同じ施設・組織内である場合がほとんどであったことが挙げられます。互いを十分に知っている関係であるため、控えた発言や周囲に配慮した発言があった可能性があるかと思います。

　本検討の結果、「在宅医療において、医師が死因として老衰と診断する思考過程」に関して、「医師は老衰と考えられる臨床像をもちながらも、老衰と診断することに対して葛藤や不安を抱えており、そのような中で、他医師の考えの影響を受けながら、家族との関わりを重視して、診断を行っている」という仮説を生成しました。さらに量的研究で検証する必要がありますが、その検討については次に紹介していきます。

医師は老衰と考えられる臨床像をもつ一方、
診断への葛藤や不安を抱えている
....
他医師の考えの影響を受けながら、
家族との関わりを重視して診断している

質問紙票を用いての量的研究

　先ほど紹介した質的研究で、〈死因として老衰と診断するにあたり、医師は老衰と考えられる臨床像を持ちながらも、様々な不安や葛藤のなか、家族との関わりなど医学的な部分以外も重視して判断している〉ことが示唆されました。この研究結果をもとに質問紙票を作成して、在宅医療における死因としての老衰の診断に関して、医師が実際にどのように老衰の診断を行っているのか、またどのようなことを感じているのかなどを、量的研究により検証しました。この量的研究の結果について紹介したいと思います。

量的研究の方法

対象と実施方法

　在宅看取りを積極的に行っている診療所が加盟している全国在宅療養支援診療所連絡会の全会員908名（2017年6月時点）を対象としました。

　質問紙票は先行して行った質的研究[*8]をもとに作成しました。今回の量的研究に先立ち、在宅医療において死因として老衰と診断したことのある医師5名に質問の項目や順番について意見を聞き、質問紙票の調整を行っています。質問紙票を郵送で配布し、同封する返信用封筒にて回収を行いました。

　返送があった536名のうち、質問項目の3分の1以上の欠損があったものを無効としたところ、有効回答数は535名でした（回収率58.9％）。回答者の特性を表2に示します。

　在宅看取りを積極的に行っている診療所が参加している全国在宅療養支援診療所連絡会の会員が対象であったため、医師経験・在宅経験ともに豊富な方が多かったのが特徴です。また、機能強化型の在宅療養支援診療所で勤務している方が6割を超えていました。デ

表2 | 回答者の特性（n＝535）

	n	%
医師経験年数 Mean（SD）	30.2（±9.8）	
在宅医療経験年数 Mean（SD）	16.4（±8.4）	
性別		
男性	488	91.2
女性	46	8.6
無回答	1	0.2
診療している診療所の施設基準		
機能強化型でない在宅療養支援診療所	187	35
連携型の機能強化型在宅療養支援診療所	262	49
単独型の機能強化型在宅療養支援診療所	73	13.7
無回答	13	2.4
診療体制		
1人で診療	287	53.6
普段は主治医制であるが緊急時は複数の医師で対応	144	26.9
複数の医師が交代で診療	99	18.5
無回答	5	0.9

ータとしては、在宅医療の経験が豊富な在宅医が、どのように老衰と診断しているのかを示していると考えられます。

■ 倫理的配慮

　調査への同意については、調査概要と目的・個人情報保護・データの匿名性を表紙に記載した質問紙票を郵送し、質問紙票の返信があり、回答がなされていた場合に同意が得られたものとしました。また、本研究は国立病院機構東埼玉病院倫理委員会の承認を得て実施しました。

死因としての老衰——量的研究の結果から①

501名（93.6%）と多くの医師が、死亡診断書に死因として老衰と記載したことがありました（図1）。さらに、老衰の死亡診断を「行ったことがある」と回答した群と「行ったことがない」と回答した群とで、医師経験年数、在宅医療経験年数の平均値に差があるかスチューデントのt検定にて検討を行いました（有意水準5%）。

医師経験年数の平均値は、老衰の死亡診断を行ったことがあると回答した群34.5（±24.3 SD）年、行ったことがないと回答した群37.4（±23.7 SD）年であり、統計学的に有意差を認めませんでした。在宅医療経験年数の平均値は、老衰の死亡診断を行ったことがあると回答した群30.0（±9.8 SD）年、行ったことがないと回答した群32.3（±10.3 SD）年であり、こちらも統計学的に有意差を認めませんでした。

経験年数が老衰の死亡診断経験に関係するわけではないことが示唆され、経験年数とは別個に、医師としての考え方などが関係する可能性があると考えられます。

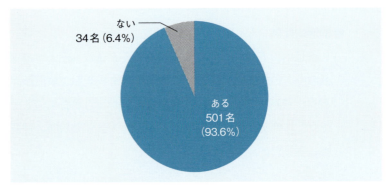

図1 今まで、死亡診断書に死因として老衰と記載したことがあるか？

老衰と考える臨床像──量的研究の結果から②

診断の条件

　死亡診断書に死因として老衰と記載したことがある501名を対象に、年齢的な目安と診断にあたって重視していることを尋ねました。

　年齢的な目安については、8つの選択肢を提示して回答を求めました（図2）。「年齢的な目安はない」が132名（26.3%）で最も多く、「80歳以上」110名（21.9%）、「85歳以上」98名（19.6%）、「90歳以上」95名（19.0%）が多いという結果でした。

　また、老衰との診断にあたり
- 患者との継続的な関わり（月～年の単位での診療）
- 状態低下が緩徐であること
- 他に致死的な病気の診断がついていないこと

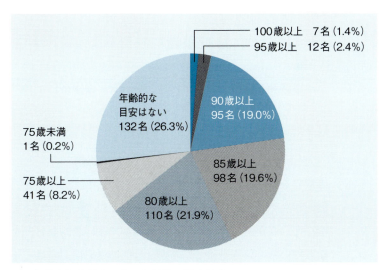

図2　老衰と診断する際の年齢的な目安は？

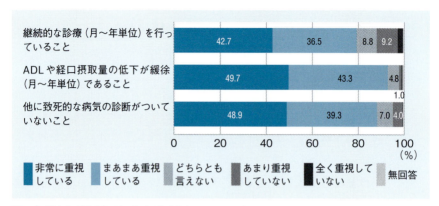

図3 老衰と診断するにあたり重視していることは

を重視しているかについて、「全く重視していない」から「非常に重視している」の5件法で回答を求めました（図3）。

老衰と診断するにあたり、「非常に重視している」「まあまあ重視している」とされた要素は、

- ADLや経口摂取量の低下が緩徐（月～年単位）であること…466名（93.0％）
- 他に致死的な病気の診断がついていないこと…442名（88.2％）
- 継続的な診療を行っていること（月～年単位）…397名（79.2％）

でした。

先行して行った質的研究[*6]の結果との比較を行うと、継続的な診療であること、緩徐な状態低下であること、他に致死的な病気の診断がないこと、を重視しているという点で一致していました。一致していなかった点として、質的研究では年齢的な目安をもって診断しているという結果でしたが、今回の量的研究では「年齢的な目安はない」が最多で、必ずしも年齢を基準として診断しているわけ

ではないことが示唆されました。

臨床上で確認していること

臨床経過の中で老衰と判断するにあたり、医師たちは臨床上で何を確認しているのでしょうか。

- 薬の副作用の影響
- 口腔内や咀嚼の問題
- 便秘の影響
- 食事形態・咀嚼時のポジショニングの影響
- 血液検査で原因となるような異常
- レントゲン検査で原因となるような異常
- CT検査で原因となるような異常
- 上部消化管内視鏡で原因となるような異常
- 下部消化管内視鏡で原因となるような異常

の9項目について、「全く確認していない」から「いつも確認している」の5件法で回答を求めました（図4）。

「老衰と診断するにあたり臨床上で確認していること」として、「いつもしている」「しばしばしている」と回答した人が多い順に、

- 口腔内や咀嚼の問題がないか…81.6％
- 薬の副作用がないか…80.9％
- 血液検査で原因となるような異常がないか…74.2％
- 食事形態・摂食時のポジショニングの影響はないか…68.8％
- 便秘の影響はないか…54.9％
- レントゲンで原因となるような異常がないか…34.2％
- CT検査で原因となるような異常がないか…15.6％
- 上部消化管内視鏡で原因となるような異常がないか…10.2％
- 下部消化管内視鏡で原因となるような異常がないか…7.2％

でした。

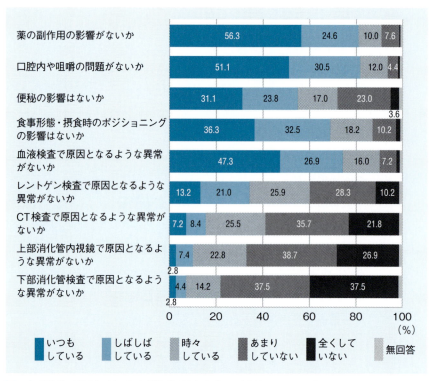

図4 老衰と判断するにあたり医師が臨床上で確認していること

　Landiらは、ナーシングホーム入所者を対象とした研究で、経口摂取不良に咀嚼の問題や薬剤が関連しており、可逆的な原因となり得ることを指摘しています[*16]。容易に改善できるこれらの原因に関しては、在宅医の多くが確認していることが本研究で明らかになりました。

　一方、画像検査や内視鏡検査などを行っている在宅医は少数でした。これは、在宅医療であるために検査へのアクセスが悪いことや、患者の負担や検査の意義を考慮したために行う機会が少ないのではないかと推測されます。

診断に影響すること──量的研究の結果から③

老衰と診断する際に何が影響するか、
- 他医師の意見や考え
- 医師以外の医療・介護専門職の意見や考え
- 患者の意向や考え
- 患者の家族の意向や考え
- 医学的に他疾患を除外できているか
- 老衰と診断することによる患者のQOL(Quality Of Life)への寄与

の6項目について、「全く影響しない」から「非常に影響する」の5件法で回答を求めました(図5)。

その結果は、「非常に影響する」「まあまあ影響する」と回答した人が多い順に、

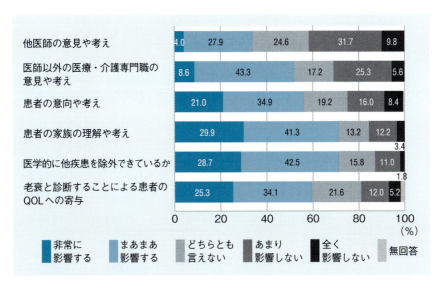

図5 老衰と診断する際に影響すること

- 患者の家族の理解や考え…71.2%
- 医学的に他疾患を除外できているか…71.2%
- 老衰と診断することによる患者のQOLへの寄与…59.4%
- 患者の意向や考え…55.9%
- 医師以外の医療・介護専門職の意見や考え…51.9%
- 他医師の意見や考え…31.9%

でした。

「老衰と診断する際に影響すること」については、患者の家族の理解や考えや患者のQOLなど、医学的側面以外の要素が重視されていました。最も身近でケアを行う家族の理解や考えを重視することは老衰の臨床においては重要なことであると考えられます。先行して行った質的研究では、「（老衰と診断するうえで）前提条件としての「家族の納得・理解」「家族の老衰への肯定感を尊重」というサブカテゴリーが抽出されており[6]、家族の納得や理解がないと老衰と診断しにくい事や、逆に家族が肯定的であればそれを尊重して診断する傾向が示唆されています。量的な調査からも、在宅医が患者の家族の理解や考えを重視しながら老衰の診断を行っていることが示唆されました。

また、高齢者医療においては、患者のQOLの維持・向上を目指したケアが推奨されており、治癒が期待できない状態であれば、やみくもな治療を行うよりも症状緩和が重要であるとされています[17]。

本研究において、在宅医は老衰と診断することによるQOLへの影響を考慮していることが示唆されました。患者のQOLを考慮しながら、過剰な検査・治療は行わずに老衰と診断している可能性もあるでしょう。

「医学的に他疾患を除外できているか」については、老衰の診断においては前提となるとも考えられますが、非常に影響すると回答

した割合は3割に満たない結果でした。先行して行った質的研究[*6]では、患者にとって病気の診断をつけることに意義が少ないと感じつつ、病気の診断を積極的に行わないことへの葛藤を抱えていることが示唆されています。在宅医療において全ての疾患を除外することは困難であり、時に患者にとっては意義が少なく、負担となることもあるでしょう。在宅医は、葛藤を抱えながらも患者にとって診断をつけることの意義を重視し、他疾患を除外できているかということに影響されすぎないようにしている可能性があるのではないかと思います。

老衰と診断する際の気持ち──量的研究の結果から④

医師はどんな気持ちで老衰と診断するのでしょう。
- 病気を見逃していないか不安に感じることはあるか
- 病気の診断を積極的に行わないことへの葛藤を感じることがあるか
- 診断することに迷いを感じることがあるか

の3項目について、「全くない」から「常にある」の5件法で回答を求めました(図6)。

「常にある」「しばしばある」「時々ある」と回答した人は、
- 病気を見逃していないか不安に感じることはあるか…250名(49.9％)
- 病気の診断を積極的に行わないことへの葛藤を感じることがあるか…200名(39.9％)
- 診断することに迷いを感じることがあるか…261名(52.1％)

でした。在宅医の半数近くが、不安・葛藤・迷いを感じながら、老衰の診断を行っていることが明らかになりました。この点に関しては、この後の「医師の葛藤や不安」でさらに分析し、詳しく述べて

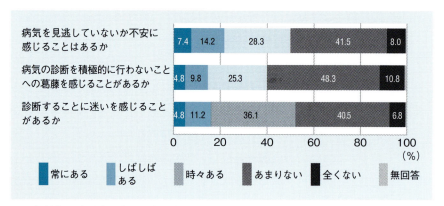

図6 | 老衰と診断する際の医師の気持ち

いきたいと思います。

老衰と診断した際の家族の反応
——量的研究の結果から⑤

「老衰と診断したことに対して、患者の家族の反応はどのような場合が多いか」の質問に対して、「非常に肯定的である」から「非常に否定的である」の5件法で回答を求めました（図7）。

- 非常に肯定的である…204名（40.7％）
- どちらかというと肯定的である…276名（55.1％）

であり、両回答を合計すると95％を超えていました。「どちらかというと否定的である」「非常に否定的である」はいずれも0名でした。

老衰と診断した際の家族の反応に対して、大多数の在宅医が肯定的であると感じていることが明らかになりました。あくまで、在宅医がそのように感じているというデータですので、実際に家族がどのように感じていたかはわかりませんが、否定的に感じていた家族は少ないことが予測されます。

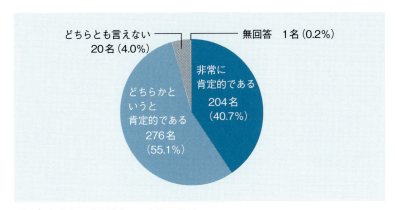

図7 老衰という診断への家族の反応

　先ほども述べたように、先行して行った質的研究では、「(老衰と診断するうえで)前提条件としての家族の納得・理解」「家族の老衰への肯定感を尊重」というサブカテゴリーが抽出されており[*6]、家族の納得や理解がないと老衰と診断しにくいことや、逆に肯定的であればそれを尊重して診断する傾向が示唆されています。

　老衰という診断に対して、家族が肯定的であること／否定的であることを在宅医が感じ取り、影響を受けている可能性は高いかと思います。つまり、老衰との診断を否定的に感じるであろう家族のいる患者に対しては、老衰という診断をつけない傾向に傾く可能性はあるかと思いますし、結果として老衰と診断した際の家族の反応は否定的ではなかったというデータになっている可能性があるかと思います。また同時に、家族の理解や考えも考慮して老衰と診断すれば、家族は肯定的に感じるというデータの解釈の仕方もあるかと思います。

死亡診断書の記載──量的研究の結果から⑥

　老衰と考えられる経過の中で、他の疾患の併発があったときに、直接死因をどのように記載するかについて質問しました。このような質問を行った背景としては、先行して行った質的研究[*6]の中で、「誤嚥性肺炎を発症した場合、それも含めて老衰と考えて、（死因を老衰と）書くかは迷います」など、疾患併発時の死亡診断書記載について迷いが生じていることが示唆されたことがあります。

- 老衰と考えられる経過の中で、最終的に肺炎を併発して亡くなられた場合に、直接死因を肺炎と記載することがありますか
- 老衰と考えられる経過で亡くなられたが、認知症を合併している場合に、直接死因を認知症と記載することがありますか
- 老衰と考えられる経過の中で、最終的に痰による窒息で亡くなられたと考えられる場合に、直接死因を窒息と記載することがありますか

の3項目について、「全くない」から「常にある」の5件法で回答を求めました（図8）。

　肺炎を併発した場合の直接死因の記載に関しては、肺炎と記載することが

- 常にある…20.4％
- しばしばある…28.3％
- 時々ある…29.3％
- あまりない…18.4％
- 全くない…3.6％

と、回答にばらつきがありました。老衰と考えられる経過中に肺炎を併発して亡くなられた場合、肺炎も老衰の経過と考えて直接死因を老衰と記載するのか、それともあくまで肺炎を直接死因とするかについては、医師によって考え方にばらつきがあるようです。

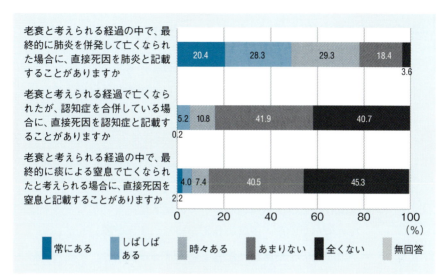

図8 | 他の疾患が併発したときに直接死因をどう記載するか

　　認知症を合併している場合、直接死因に認知症と記載することが
　　●あまりない＋全くない…82.6％
でした。
　　最終的に痰による窒息で亡くなられたと考えられる場合に、直接死因に窒息と記載することが
　　●あまりない＋全くない…85.8％
でした。認知症の合併や痰による窒息も老衰の1つの経過として死亡診断を行っている可能性が示唆されているかと思います。
　　死亡診断書記載にまつわる問題点に関しては、さらに第4章で詳しく述べていきます。

量的研究の結果からわかったこと

以下のようにまとめることができると思います。

- 在宅医は、継続的な診療であること、緩徐な状態低下であること、他に致死的な病気の診断がないことを重視して老衰の診断を行っていた
- 一方で、老衰と診断するにあたり、患者の家族の理解や考え、患者のQOLなど、医学的側面以外の影響をうけていた
- 多くの在宅医が臨床経過の中で、状態低下をきたしうる可逆的な要因がないか、患者の負担が少ない範囲で確認していた
- 半数前後の在宅医が、老衰と診断するにあたり、不安・葛藤・迷いを抱えていた

医師の葛藤・不安・迷いをもたらす因子
──学会発表から①

　先ほど紹介した量的研究で、在宅医の半数前後が、病気の見逃しに対する不安（以下、不安）、病気の診断を積極的に行わないことへの葛藤（以下、葛藤）、老衰と診断することへの迷い（以下、迷い）を感じながら、老衰の診断を行っていることが明らかになりました。研究対象は、在宅看取りを積極的に行っている診療所が参加している全国在宅療養支援診療所連絡会の会員です。すなわち医師経験・在宅医療経験年数の平均値も高く、医師経験・在宅医療経験が豊富な在宅医であってもなお、半数前後の医師が不安・葛藤・迷いを抱えているという結果であると言えます。

　診断基準が明確な通常の疾患に対して、診断時にこのような不安・葛藤・迷いなどを抱くことは、あまり多くはないでしょう。診断過程が明確ではない、老衰を診断するにあたっての1つの特徴と

も言えるかと思います。

　これらの不安・葛藤・迷いは、どのような因子と関連しているのでしょうか。第9回プライマリケア連合学会学術大会で著者が発表した内容を紹介していきたいと思います。

研究の手法

　先ほど紹介した量的研究から、回答者の特性（性別、医師経験年数、在宅医療経験年数、機能強化型在宅療養支援診療所か、グループ診療か）、及び医師がどのように老衰の臨床像を考えているか（年齢的な目安の有無、患者との継続的な関わり・状態低下が緩徐であること・他に致死的な病気の診断がついていないことを重視しているか）を説明変数としました。

　先行して行った質的研究[*6]の内容から、医師の特性と考え方（何を重視して老衰と診断しているか）が不安・葛藤・迷いと関連するのではないかと推測し、説明変数の選択を行いました。老衰と診断するにあたり重視しているか、の問いに関しては、「非常に重視している」「まあまあ重視している」と回答した群を"重視している群"とし、「どちらとも言えない」「あまり重視していない」「まったく重視していない」と回答した群を"重視していない群"としました。また、従属変数である不安・葛藤・迷いを感じることがあるかの問いに関しては、「常にある」「しばしばある」「時々ある」を"あり群"とし、「あまりない」「まったくない」を、"なし群"としました。

　統計解析としては、ステューデントのt検定及びカイ2乗検定による単変量解析を行ったのと、ロジスティック回帰分析（ステップワイズ変数減少法）による多変量解析を行いました（有意水準 $P < 0.05$）。

解析の結果

回答者のうち、老衰と診断したことのある医師で、変数となる質問項目に全て回答した475名を解析しました。不安・葛藤・迷い"あり群"はそれぞれ240名（50.5％）、192名（40.4％）、250名（52.6％）でした。単変量解析・多変量解析の結果を**表3～5**に示します。

多変量解析の結果、不安"あり"と関連する因子は、

- 医師経験年数（OR：0.97、95％CI：0.95-0.99）
- 継続的な診療を重視していること（OR：1.69、95％CI：1.07-2.68）

でした。葛藤"あり"と関連する因子は、

- 医師経験年数（OR：0.96、95％CI：0.95-0.98）
- 継続的な診療を重視していること（OR：1.93、95％CI：1.17-3.17）

表3｜「病気の見逃しに対する不安」と関連する因子

	単変量解析			多変量解析	
	不安"あり" n=240	不安"なし" n=235	P値	OR (95％CI)	P値
性別・男　n（％）	221（92.1）	218（92.8）	0.78		
医師経験年数　Mean（±SD）*	28.7（±9.6）	31.1（±9.6）	0.007	0.97 (0.95-0.99)	<0.01
在宅経験年数　Mean（±SD）*	16.0（±8.8）	16.5（±7.7）	0.46		
機能強化型在支診　n（％）	158（65.8）	158（67.2）	0.75		
グループ診療　n（％）	44（18.3）	48（20.4）	0.56		
年齢的な目安あり　n（％）	173（72.1）	176（74.9）	0.49		
継続的な関わりを重視　n（％）	200（83.3）	179（76.2）	0.05	1.69 (1.07-2.68)	0.026
状態低下が緩徐を重視　n（％）	236（93.8）	210（94.0）	0.89		
他に致死的な病気の診断がついていないことを重視　n（％）	228（90.4）	193（86.8）	0.06		
＊t検定　それ以外の項目はカイ2乗検定				ホスマーレメショウ検定： P＝0.11	

表4 | 「病気の診断を積極的に行わないことへの葛藤」と関連する因子

	単変量解析			多変量解析	
	葛藤"あり" n=192	葛藤"なし" n=283	P値	OR (95%CI)	P値
性別・男　n(%)	173 (90.1)	266 (94.0)	0.12		
医師経験年数　Mean(±SD)*	28.2 (±9.3)	31.0 (±9.7)	0.001	0.96 (0.95-0.98)	<0.01
在宅経験年数　Mean(±SD)*	15.6 (±8.8)	16.7 (±7.9)	0.16		
機能強化型在支診　n(%)	121 (63.0)	195 (68.9)	0.18		
グループ診療　n(%)	28 (14.6)	64 (22.6)	0.03	0.60 (0.36-0.98)	0.042
年齢的な目安あり　n(%)	144 (75.0)	205 (72.4)	0.54		
継続的な関わりを重視　n(%)	164 (85.4)	215 (76.0)	0.01	1.93 (1.17-3.17)	0.010
状態低下が緩徐を重視　n(%)	179 (93.2)	267 (94.3)	0.62		
他に致死的な病気の診断がついていないことを重視　n(%)	175 (91.1)	246 (86.9)	0.16		

＊t検定　それ以外の項目はカイ2乗検定　　　　　ホスマーレメショウ検定：P＝0.51

表5 | 「診断への迷い」と関連する因子

	単変量解析			多変量解析	
	迷い"あり" n=250	迷い"なし" n=225	P値	OR (95%CI)	P値
性別・男　n(%)	230 (92.0)	209 (92.9)	0.72		
医師経験年数　Mean(±SD)*	29.1 (±9.2)	30.7 (±10.1)	0.08	0.98 (0.96-1.00)	0.048
在宅経験年数　Mean(±SD)*	15.9 (±8.3)	16.6 (±8.2)	0.43		
機能強化型在支診　n(%)	157 (62.8)	159 (70.7)	0.07	0.69 (0.47-1.02)	0.064
グループ診療　n(%)	44 (17.6)	48 (21.3)	0.30		
年齢的な目安あり　n(%)	183 (74.0)	166 (73.8)	0.54		
継続的な関わりを重視　n(%)	203 (81.2)	176 (78.2)	0.42		
状態低下が緩徐を重視　n(%)	236 (94.4)	210 (93.3)	0.63		
他に致死的な病気の診断がついていないことを重視　n(%)	228 (91.2)	193 (85.8)	0.06	1.67 (0.93-2.99)	0.085

＊t検定　それ以外の項目はカイ2乗検定　　　　　ホスマーレメショウ検定：P＝0.44

- グループ診療であること（OR：0.60、95％CI：0.36-0.98）

でした。迷い"あり"と関連する因子は、

- 医師経験年数（OR：0.98、95％CI：0.96-1.00）

でした。

葛藤・不安・迷いの背景──学会発表から②

　医師経験・在宅医療経験が豊富な在宅医でも、半数前後が老衰と診断する際に不安・葛藤・迷いなどを感じていることが明らかになりました。

医師として自然な感情

　そもそも、老衰と診断する際に、不安・葛藤・迷いなどの感情があることは医師として問題なのでしょうか。老衰の診断過程は明確ではなく、曖昧な現状があります。在宅というセッティングの中で検査をすべて行えるわけではありませんし、前述のように検査自体が患者本人にとってメリットが少ない場合もあります。検査を十分に行わない中で老衰と診断を下す時もあり、不確実性が高い状況と言えます。

　医師が不安を感じるのに正当な不確実性・曖昧さがあると言われており[*18]、老衰と診断する際の不安・葛藤・迷いも、持つべきではない感情ではないと思われます。つまり、老衰の診断過程が曖昧・不確実な状況では、そのような感情を持つこと自体はある程度自然なこととも言えるかと思います。

　今回の調査では、医師経験年数が長いほど、不安・葛藤・迷いを感じていないという結果となり、医師の経験により、これらの感情が左右されることが示唆されました。経験があるために、自信を持って適切に診断を行えている可能性があると同時に、早期閉鎖（バ

イアスによって早期に正確な診断を捨ててしまうこと）となっている可能性もあるかと思います。経験に依存しないように、老衰の診断過程について、医療者同士で議論をしていく必要があると考えます。現在では、老衰という診断に対して議論する場もほとんどないのが実情かと思います。

また、グループ診療であれば、葛藤が少なくなる可能性が示唆されました。先行して行った質的研究[*6]でも"他医師の老衰という診断に対する同意"が、診断する際の心情に影響することが示唆されています。グループ診療であると、他医師の同意が得られやすいため、葛藤が軽減されるのではないかと思われます。

老衰の診断に限ったことではありませんが、在宅医療や高齢者医療の現場においては、不確実性が高い問題を扱うことが多いでしょう。老衰の診断など不確実性が高いことに対して判断しなくてはならない状況の際に、他の医師や他職種とディスカッションできる場を作っていくことは大事なことであると考えます。

継続的な関わりを重視

不安・葛藤については、患者との継続的な関わりを重視して老衰と診断していると、不安・葛藤が多い可能性が示唆されました。これに関しては、因果関係は不明ですが、先行して行った質的研究[*6]で、「継続的な診療をしていると経過がわかるので老衰と診断しやすい」という主旨の発言が複数認められており、不安・葛藤があるから、継続的な関わりを重視している可能性が考えられます。

> 経験に依存しないように、老衰の診断過程について
> 議論をしていく必要があるであろう
> ……………………………………………………
> 他の医師や他職種とディスカッションできる場を
> 作っていくことも大事であろう

● 文献

*1 厚生労働省大臣官房統計情報部・医政局編．死亡診断書（死体検案書）記入マニュアル（平成30年度版）．東京：厚生労働省大臣官房統計情報部・医政局；2 February 2018. Availablefrom：http://www.mhlw.go.jp/toukei/manual/dl/manual_h30.pdf

*2 Hawley CL. Is it ever enough to die of old age. Age and Ageing. 2003；32（5）：484-6.

*3 江崎行芳，沢辺元司，新井冨生，他．「百寿者」の死因 病理解剖の立場から．日本老年医学会雑誌．1999；36（2）：116-21.

*4 Gessert CE, Elliott BA, Haller IV. Dying of old age：an examination of death certificates of Minnesota centenarians. J Am Geriatr Soc. 2002；50（9）：1561-5.

*5 田内久．超高齢者の死—老衰死から不老長寿の夢に向けて—．臨床科学．1998；34（11）：1467-73.

*6 今永光彦，他．「老衰死」の地域差を生み出す要因—2005年の都道府県別老衰死亡率と医療・社会的指標との関連—．厚生の指標 2012；59（13）：1-6.

*7 天田城介．〈老衰〉の社会学—「再帰的エイジング」を超えて．年報社会学論集．1999；12：1-13.

*8 今永光彦．在宅医療において、医師が死因として「老衰」と診断する思考過程に関する探索．東京：公益財団法人在宅医療助成勇美記念財団；1 September 2014.Availablefrom：http://www.zaitakuiryo-yuumizaidan.com/data/file/data1_20140912120859.pdf

*9 今永光彦，丸井英二．老衰死はどのように変化してきているのか—人口動態統計を利用した記述疫学的検討—．厚生の指標 2011；58（4）：1-5.

*10 大谷尚．4ステップコーディングによる質的データ分析手法SCATの提案．名古屋大学大学院教育発達科学研究科紀要（教育科学）2007；54：27-44.

*11 山口鶴子．在宅療養支援診療所の医師は、高齢者の終末期をどのように診断しているのか 医師へのインタビューによる質的研究．東京：公益財団法人在宅医療助成勇美記念財団；12 August 2012.Availablefrom：http://zaitakuiryo-yuumizaidan.com/data/file/data1_20120920054128.pdf

*12 Lunney JR, Lynn J, Foley DJ, et al. Patterns of functional decline at the end of life. JAMA 2003；289（18）：2387-92.

*13 鈴木隆雄．日常診療における高齢者ケア ガン，老衰死，寿命．総合臨床 1993；42（7）：2212-14.

*14 植村肇. 国民医療の課題：第7報　老衰死の激減に思う. 駒沢短期大学研究紀要 1984；12：17-31.
*15 Fratezi FR, Gutierrez BA. Family caregiver of elderly patients in palliative care：the process of dying at home. Cien Saude Colet 2011；16(7)：3241-8.
*16 Landi F, Lattanzio F, Dell'Aquila G, etal. Prevalence and potentially reversible factors associated with anorexia among older nursing home residents：results from the ULISSE project. J Am Med Dir Assoc. 2013；14(2)：119-24.
*17 厚生労働科学研究費補助金（長寿科学総合研究事業）高齢者に対する適切な医療提供に関する研究（H22-長寿-指定-009）研究班・日本老年医学会・全国老人保健施設協会・日本慢性期医療協会. 高齢者に対する適切な医療提供の指針. 東京：一般社団法人日本老年医学会；25 May 2015. Availablefrom：https://www.jpn-geriat-soc.or.jp/proposal/pdf/geriatric_care_GL.pdf
*18 宮田靖志. difficult patientへの「不安」や「否定的感情」をポジティブにとらえて成長の契機とする. 総合診療 2017；27(9)：1230-33.

第3章

老衰患者への
ケア

可逆的な状態を見逃すな

老衰と診断する前にまず確認すべきこと

　第 2 章「臨床上の問題点」においても述べましたが、老衰の診断過程が曖昧なため、治癒が可能な病態であったのにも関わらず、適切な診断・治療が行われずに老衰と診断される可能性があります。これは注意しなければならない点であり、「何でも年のせい」としない診療を心掛けるべきであると思います。同時に過剰な検査は患者の QOL 向上に寄与せず、場合によっては害となりうることもあるため、どのようなバランスで診療を行うかは悩ましいことも多いかと思います。ここでは症例（Case）を挙げながらこの点について考えていきたいと思います。

Case 1　認知症があり食事量が低下

　95 歳女性。認知症がある方で訪問診療を行っていた。徐々に食事量の低下を認めた。栄養補助食品はなんとか摂取できる状況。訪問医は、老衰による終末期となっていると考え、家族にその旨を説明した。家族もそれに対して納得されていた。

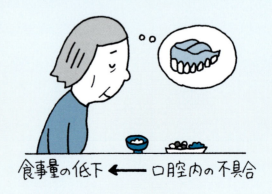

在宅医がカンファレンスでそのことを報告したところ、上級医から「口腔内は観察したか」と指摘があった。在宅医は口腔内を観察していなかったため、次の訪問時に確認したところ、義歯の不具合がありそうであった。訪問歯科で治療を行ったところ、食欲も回復し、食事量ももとに戻った。

Case 2 食欲低下の本当の原因は…

93歳男性。食欲低下とADL低下を主訴に外来受診。採血・レントゲン・CT検査などでは異常を認めず、担当医は老衰と判断し、訪問診療開始となった。訪問診療で自宅にうかがったところ、妻の遺影があった。話を聞いたところ3カ月前に妻と死別していたことがわかった。さらに詳しく聴取すると、その後より徐々に食欲やADLが低下したことが判明した。抑うつが疑われたため、抗うつ薬を開始したところ、徐々に食欲も出て、デイケア（通所リハビリ）にも行けるようになった。リハビリテーションも行い、少しずつADLも回復傾向となった。

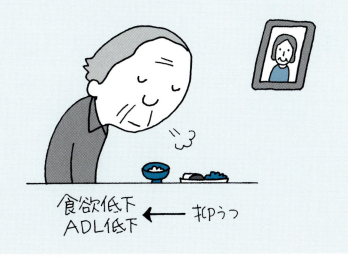

Case 3 念のための採血がきっかけで

89歳女性。変形性腰椎症・高齢虚弱で外来診療を行っていた方。内服薬は降圧薬（Caブロッカー）のみであり、腰痛などに対して外用薬を時々処方していた。要介護2であり、デイケアを週2日利用していた。経口摂取量の低下を認め、担当医は「老衰だね」と患者・家族に説明していた。念のため採血を施行したところ、高カルシウム血症を認めた。高カルシウム血症の原因はわからなかったが、とりあえず治療のために入院とした。入院後に、看護師が内服薬の確認を行ったところ、別の医療機関から活性型ビタミンD_3製剤が処方され内服していることが明らかになった。デイケアに行った際に腰痛を訴えたところ、併設している整形外科の受診を勧められ、受診し骨密度などの検査を行い、処方されたとのことであった。また、サプリメント等についても確認すると、介護者である長男がカルシウムのサプリメントをのませていたとのことであった。入院して高カルシウム血症の治療を行ったところ、食事もとれるようになった。

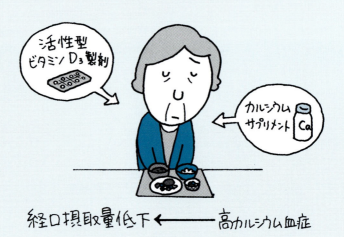

Case 1 は、口腔内の問題で食事がとれなくなっており、歯科治療を行うことによって食事量が戻ったケースでした。Case 2 は抑うつにより食欲低下や ADL 低下をきたしており、抑うつの治療を行うことにより状態が改善したケースでした。Case 3 は薬剤とサプリメントの相互作用により食欲低下や状態低下をきたしており、治療介入をすることにより改善したケースでした。

　第2章で示した研究結果からもわかるように、老衰と判断するにあたり、緩徐な経口摂取量低下や ADL 低下は重視される面であるかと思います。しかし、例として挙げた3つのケースのように、可逆的な経口摂取量低下や ADL 低下を見逃さないことは重要です。

　実際には、可逆的な状態でないかの検索をどこまで積極的に行うかは悩ましい部分もありますが、容易に確認でき介入できることに関しては、確認していく必要があるでしょう。

　では、実際にどのようなことが容易に介入できる確認ポイントとなるのでしょうか。

　Landi らは、ナーシングホーム入所者1,904名を対象とした研究で、経口摂取不良に咀嚼の問題、薬剤、便秘、うつが関連しており、可逆的な原因となりうることを指摘しています[*1]。また、咀嚼以外にも嚥下機能の低下により経口摂取量が低下することがあります。食形態の調整や摂食時のポジショニングの工夫などで経口摂取量が増加することもあり、食事の様子を観察したり、介護スタッフに聞いたりすることも重要です。

　これらの要因に関しては、問診・身体診察・薬剤レビューだけで、ある程度除外することが可能です。本人に負担なく実施できるという意味で、老衰と診断する前に確認するべきでしょう。実際に、第2章で示した著者らが行った研究結果でも、これらの項目に関しては在宅医の多数が確認を行っていました（図1に再度示します）。この結果からは多数の在宅医が採血も行っていることがわかります。

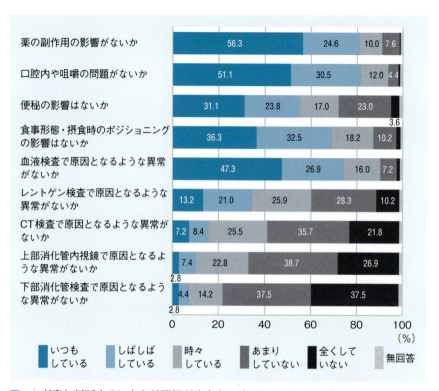

図1 老衰と判断するにあたり医師が臨床上で確認していること（再掲）

問診や身体診察と組み合わせることにより、感染症や電解質異常や甲状腺機能異常などの除外に寄与すると思われます。それほど負担なく在宅セッティングでも容易に行えるため、経過や診察から気になる点があれば一度は確認してもよいでしょう。

> 老衰と診断する前に、
> 咀嚼の問題、薬剤の影響、便秘、うつがないかの確認を！

環境の変化による影響を考慮する

老衰と診断する前に確認すべきことに加え、環境の変化による影響を考慮した方がよい場合があります。症例（Case）を挙げて考えていきたいと思います。

📎 Case 4　入院中に食事を拒否

97歳男性。慢性心不全・大腿骨頸部骨折などあり、施設入所中の方。ここ最近は認知機能も徐々に低下してきていた。慢性心不全の急性増悪で入院となり、治療により改善した。しかし、その後も経口摂取量が少なく、補液が必要な状況が続いた。食事には介助が必要で食事の際の覚醒状態は不良、食事に対する拒否も時々あり、口腔内から吐き出すこともあった。入院前、施設では食事拒否なく経口摂取が良好であり、環境変化による精神面への影響を考え、慣れ親しんだ施設へ退院を試みた。退院後は覚醒も以前の通りに戻り、介護スタッフの介助で食事摂取量は良好であった。

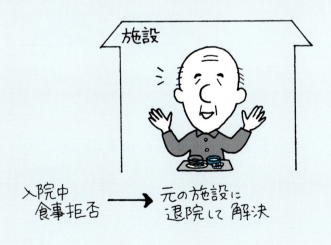

Case 5　入院して経口摂取が困難に

　92歳女性。パーキンソン症候群や加齢に伴い、徐々にADLが低下し、施設入所となった。認知機能低下の合併もあり、最近は意思疎通が難しく、閉眼していることが増えていた。細菌性肺炎で入院となる。入院後、抗菌薬投与によって解熱し治療経過は良好であったが、経口摂取は不良であった。施設スタッフに食事の状況を詳細に確認したところ、入院前には施設の介護福祉士が1時間ほどかけてゆっくりと食事介助を行い、ほぼ全量摂取可能であったとのこと。介助の方法にもコツが必要とのことであった。退院して、慣れた介助者が食事介助を行うことで経口摂取が増える可能性もあると考え、退院となった。退院後は経口摂取が良好となり再入院は必要なかった。

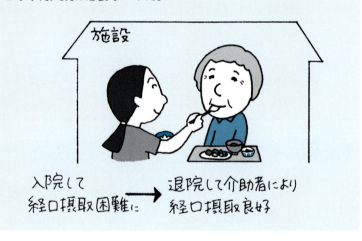

　Case 4 は、入院中は食事の際の覚醒が悪く、時に食事の拒否も認めたが、施設に退院後は覚醒が改善して食事摂取も可能となったケースでした。入院中、食事の環境は施設や在宅と異なることが多いのが現状です。

　この方においても、入院前、施設では車いすに移り、食堂で他の

入所者と一緒に食事摂取をしていましたが、入院中はベッド上で看護師の介助による食事摂取となりました。このように、認知症を伴う方の場合には、食事の際の環境の変化に伴い、食事量が低下したりするケースをしばしば経験します。慣れた自宅や施設での環境に戻ることにより、食事の際の覚醒が上がり、食事摂取が良好となることがあります。

Case 5 は食事介助にコツが必要な方であり、慣れた介助者であれば摂取が可能となるようなケースでした。意思疎通が困難な方や認知症を伴う方の場合には、食事介助に独特のコツが必要になることがあります。家族や慣れたヘルパーの介助であれば食事摂取ができるようになることもあり、そのような可能性についても考慮する必要があるでしょう。

高齢者においては、環境要因も経口摂取低下の原因の1つとなりうると言われています[*2]。超高齢者の経口摂取不良において、可逆的な原因を除去した後にも経口摂取不良が続く場合には、さらに環境の変化による影響も考慮する必要があり、患者の生活背景・介護状況などに留意する必要があると思われます。では、どのような患者で特に環境の変化による影響を疑えばよいのでしょうか。

以前、著者らが行ったケース検討[*3]では、患者の特徴として、以下の3点がありました。①血清アルブミン値が保たれており、入院前の栄養状態は比較的良好であったこと、②食事状況として入院中の経口摂取量にムラがあったため、潜在的に経口摂取の能力は保たれていた可能性があったこと、③認知機能の低下があり、かつ食事介助が必要であったこと（介助方法・食事環境などの影響を受けやすい患者であったと思われます）。

これらの特徴を有する患者の場合には、環境の変化によって経口摂取量低下が引き起こされた可能性も考慮して、入院前の普段の食事状況・介護状況に関して詳細な情報収集を行うことが必要かと思

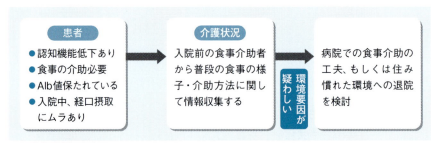

図2 | 環境の変化による経口摂取低下を疑う際のアプローチ案

います。環境の変化による経口摂取低下を疑う際のアプローチ案について図2に示します。

> 環境の変化による経口摂取低下を疑ったら、
> 入院前の食事の様子・介助方法に関して情報収集を行い、
> 食事介助の工夫や退院の検討を

低活動性せん妄や廃用症候群の関与を考慮

　低活動性せん妄やそれに伴う廃用症候群により、経口摂取量の低下やADL低下をきたすことがあります。そのような場合に老衰と診断されることがありますが、可逆的な事があり、注意が必要です。また、症例（Case）を挙げて考えていきたいと思います。

Case 6　入院中のことを覚えていない

　86歳男性。慢性心不全があり通院していたが、もともとADLは自立していた。心不全の急性増悪をきたして入院し、一時的に人工呼吸器管理となったが、離脱できた。一方、リハビリテーションを行うも覚醒は悪く、ADLの改善は乏しく、ほぼベッド上の生活となった。経口摂取もできないために胃瘻造設となった。老衰であるため、これ以上の改善は難しいであろうと医師から説

明を受け、退院となった。

　退院後、訪問診療が開始される。初回の訪問診療時に診察したところ、覚醒はよく、見当識もしっかりしている状況であった。入院中のことを本人に尋ねると、記憶にないとのこと。妻が言うには、自宅に帰り徐々に意識がしっかりしてきたとのことである。入院中は低活動性せん妄であったと考えられ、また廃用症候群の要素も大きいと考えられた。

　訪問リハビリテーションを導入し、リハビリテーションや嚥下訓練を行った。徐々にADLは改善傾向となり、経口摂取も可能となった。経口摂取開始にあたっては訪問栄養指導を適宜導入し、状況に合わせた食形態の指導を介護者である妻に行った。最終的には杖歩行が可能となり、食事も十分量摂取が可能となったため、胃瘻を閉鎖することができた。

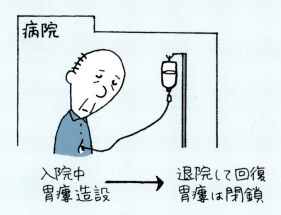

　入院中の集中治療がきっかけで低活動性せん妄となり、リハビリテーションの効果もなく廃用症候群となり、経口摂取もできなくなっていたケースです。しかし、退院後に低活動性せん妄が改善し、リハビリテーションや嚥下訓練の介入を行うことで、歩行や経口摂

取が可能となり、本人のQOLは著明に改善しました。

せん妄は活動性せん妄・低活動性せん妄・混合型に分類されますが、低活動性せん妄は精神活動が低下して混乱と鎮静をきたすせん妄であり、見過ごされやすく[*4]、他のタイプと比較して死亡率が高い[*5]と言われています。

入院中に精神活動の低下が疑われる場合には、老衰と診断する前に低活動性せん妄の可能性も念頭に入れ、早めに介入を行うことが必要でしょう。また、自宅への退院後に在宅医療で関わる場合にも、入院中の低活動性せん妄が疑われる場合には状態の改善が望める場合もあり、リハビリテーションや栄養介入で改善できないか検討していくことが重要かと思います。廃用症候群の改善には、廃用症候群となっていた期間の数倍の期間が必要であると一般的に言われており、早めに気づき介入していくことが重要です。

> 入院している（していた）場合には、
> 低活動性せん妄や廃用症候群の関与がないか考慮する

可逆的な状態でないかを疑うのはどんな時か

以上、老衰と診断する前に可逆的な状態を見逃さずに適切な介入をどう行うかについて論じてきました。可逆的な状態ではないかとまず疑うことが重要かと思いますが、その際にはやはり、経過が老衰の illness trajectory（病気の流れ）に合致するかの判断がポイントかと思います。

加齢に伴う状態の低下は、他の疾患と比較して緩徐であることが報告されています[*6]。第2章で示した著者らが行った研究結果でも、老衰と診断するにあたり、ADLや経口摂取量の低下が緩徐（月〜年単位）であることを9割以上の在宅医が重視していました。

超高齢であっても、経過として急性・亜急性の変化である場合には、患者の負担や QOL への寄与との兼ね合いで可逆的な状態でないかの確認がより必要かと思います。継続的に関わっていない場合には患者の経過がわかりづらい場合もあり、どのような経過をたどって現在の状態に至っているかの詳細な問診が重要でしょう。

可逆的な状態を見逃さないために多職種と連携する

ここまで述べてきた"可逆的な状態"を見逃さないためには、医師1人では限界があるかと思います。様々な職種の意見を聞いたり連携をとったりすることで、より適切に発見できるのではないでしょうか。

表1 | "可逆的な状態（＝老衰ではない状態）"の発見と介入における多職種（医師以外）の関わり

問題点	気づきやすい状況	問題点に対する介入
口腔内や咀嚼の問題	歯科医師による診察 食事介助者（看護師・介護職など）による観察	歯科医師による治療
薬剤の影響	薬剤師による副作用チェック 薬剤師・看護師・介護職による薬剤アドヒアランスの確認（過量服薬などがないか）	薬剤師による薬剤の見直し
便秘	看護師・介護職による排便状況の確認	看護師による排便処置 薬剤師による薬剤の見直し
うつ	看護師による精神状態の評価 介護職による生活状況の評価	各専門職による精神的ケア、生活支援
食形態や摂食時のポジショニングの問題	看護師・リハ専門職・栄養士による摂食時の評価	看護師・リハ専門職による適切な食形態・ポジショニングの選択 栄養士による栄養指導
環境の変化による影響	看護師・介護職による評価や情報共有	看護師による食事介助の工夫
低活動性せん妄	看護師による評価	看護師・リハ専門職による介入
廃用症候群	リハ専門職による評価	リハ専門職による介入

"可逆的な状態"を発見したとして、介入するには多職種と協働していく必要があるでしょう。前述した"経過を知る"という部分においても、家族からの聴取のみでは限界があることもあり、専門職からの聴取が有用であることもあります。表1に"可逆的な状態"と多職種の関わりについてまとめてみました。

> 可逆的な状態を見逃さないために
> 多職種で情報共有や連携を！

家族もチームの一員である

家族は老衰死をどのように捉えているのか

　第2章で示した調査結果からも、在宅医が患者の家族の理解や考えを重視しながら老衰の診断を行っていることが示唆されています。最も身近でケアを行う家族の理解や考えを重視することは、老衰の臨床において重要なことであると考えられます。ここでは、家族とともにどのように老衰として看取りを行っていけばよいのかについて考えていきたいと思います。

　そもそも家族は老衰死をどのように捉えているのでしょうか。第2章でも示しましたが、在宅医を対象としたアンケート調査において、大多数の在宅医は図3のように、老衰死に関して家族が肯定的に受け止めていると感じています。

　前述のように、家族の理解や考えを重視しながら診断していることが多いため、老衰という診断に至るような場合には家族が肯定的であることは自然なこととも言えます。実際に家族がどのように感じているかについては明らかではないので、結果の解釈には注意が必要かと思いますが、在宅医が感じているように、老衰死という診

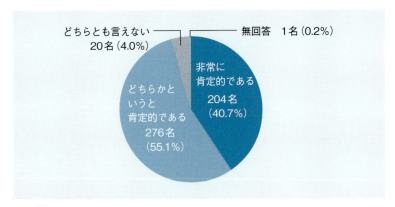

図3 | 老衰という診断への家族の反応（再掲）

断に至る場合には肯定的に受け止めている家族が多いものと推察されます。老衰という診断を肯定的に受け止めていることが多いとして、家族はどのような思いや気持ちを持っているのでしょうか。2つの症例（Case）を挙げて考えてみたいと思います。

📎 Case 1 「老衰の方がかっこいい」

　99歳女性。今まで特に既往なく加齢に伴い徐々にADL低下してきてはいた。食欲低下、ADL低下、微熱を主訴に当院受診。入院精査にて右胸水を認め、胸水穿刺を行ったが原因疾患は特定できなかった。胸膜生検もすすめるが、本人・家族ともこれ以上の精査は希望されず、自宅での療養を希望したため、退院して訪問診療開始となった。その後、徐々に全身状態の低下を認め、長男・長女に介護されながら、ご自宅で永眠された。

　死亡診断を行うにあたり、担当医には迷いがあった。胸膜炎の原因が不明であったこと、胸膜炎が直接の死因であったかどうかも明確でなかったこと、家族から「年も年だから」という思いを聞いていたこと、これらを考慮して、担当医は家族とも相談して

老衰を直接死因とした。

担当医はその後、死後訪問の際に、家族に対して以下の質問を行った。

担当医　死亡診断書に老衰という病名をつけましたが、何かお感じになったこととかありますか？

長男　俺も老衰だと思う。それで御の字。

長女　老衰がいいと思う。だって100歳まで生きたんだから。

担当医　お水も胸にたまっていたので、そっちの病名で書くかも相談させていただいたと思いますが？

長男　俺は老衰の方がいい。近所の人に言うにも老衰の方がかっこいいよ。年とって、病気でしたというよりさ。

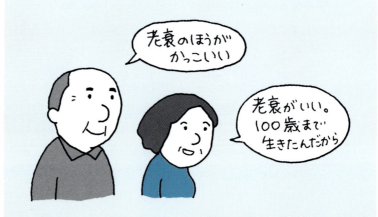

Case 2　肺炎の症状はあったが

96歳女性。徐々にADLが低下し、寝たきり状態となり、当院で訪問診療を行っていた。認知機能低下もあり。介護者は長女であった。亡くなる約1カ月前からは経口摂取も少量となっていた。亡くなる前日より発熱と喀痰の増加を認め、当日朝に長女より電

話をもらい緊急往診を行ったところ、訪問時には死亡していた。臨床症状などから肺炎が直接の死因となった可能性があった。しかし担当医は、亡くなる前に徐々に衰弱してきていた経過を家族が重視していると感じていたため、家族と相談して老衰を直接死因とした。

担当医はその後、死後訪問の際に、家族に対して以下の質問を行った。

担当医　死亡診断書に老衰という病名をつけましたが、何かお感じになったこととかありますか？

長女　（老衰という病名をつけた）判断は正しいと思う。内臓が悪かったわけではないし、がんがあったわけでもないのだから…。私もできることはほとんど全部やってあげた。良い往生だったと思う。

担当医　最後に熱が出て、痰も増えたので、肺炎という病名で書くかも相談させていただいたと思いますが？

長女　老衰の方がいいわよ。体裁もよい。周りに言っても、いい死に方したねと言われる。

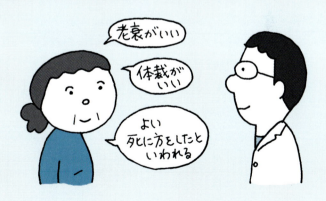

この2例は一部改変を加えているものの、著者が担当医として経験した症例です。いずれも他の病名をつけるか迷いをいだきつつも、老衰と診断しています。

　死亡診断書に記載する病名としての診断の妥当性についてはいろいろとご意見がある方もいるかと思いますが、ここではそれについては措き、主眼を家族の反応において考えてみたいと思います。死亡診断書記載に関しての問題点に関しては、第4章で論じていきたいと思います。

■家族が老衰に親和する心境は…

　2例の家族の発言から、家族からみた老衰というのはどのようなものかを考えた場合、私は「死にゆく人への思い」「介護した自分への思い」があるのではないかと感じました。

　「死にゆく人への思い」には、「病気で亡くなったというより、寿命を全うし、大往生でよかった」という解釈や、「長生きした勲章としての老衰という診断」というような考えがあるのではないかと思います。また、「介護した自分への思い」に関しては、老衰という診断がつくことに関して、「そこまで介護したのだという自己承認」や「他者に評価してもらえる証」というような思いがあるのではないかと思います。これらの思いは、この2例に限らず、老衰と診断された家族からしばしば感じることではあります。

　このようなことは、おそらく他の医師も感じているのではないでしょうか。以前行った在宅医に対するインタビュー調査でも、同様の内容の発言は認めました。例えば、「家族は、天寿を全うしたというイメージがあるのではないかとよく感じます」「家族から感謝されることはあるよね。よかった、老衰ですかと」「天寿を全うしたという感じ。家族にとっても自責の念がわきにくいと思うのです」。このような背景から、前述のアンケート調査の結果で、大多数の在

宅医が、老衰死に関して家族が肯定的に受け止めていると感じているのではないかと考えています。

家族の心情を考慮して診断

はっきりしたエビデンスはありませんが、家族は、老衰という状態に対して、納得して医療者と共有できている状況であれば、老衰という死亡診断に対して肯定的であることが多いのではないかと思われます。また、そのことに対して医療者は自覚的になるべきではないのかと思います。

以前、ある家族に「死亡診断書は、家族が患者の死について納得する、実感するための手段のようなものなのです」と言われたことがあります。妥当な死亡診断を考えるのは前提ではありますが、老衰の診断過程が曖昧なことを考えると、家族の心情を考慮したうえでの老衰という死亡診断も、1つの考え方としてはあるのではないかと思います。

> 家族は、老衰という状態に対して納得していれば、
> 老衰死に対して肯定的であることが多いと思われる。
> 医療者はそのことを意識するべきであろう

老衰という状態を家族とどのように共有していくのか

老衰という状態を家族と共有できていれば、家族にとって老衰死は肯定的なものとなるのではないかと述べましたが、では実際にどのように老衰という状態を共有していけばよいのでしょうか。

患者や家族との共有のパターンには大きく分けて次の5パターンがあるのではないかと思います。本章の「可逆的な状態を見逃すな」で述べたように、医療者が適切に患者のQOLも考慮しながら老衰

と判断していることが前提とはなります。

> **パターン1** ▶ 老衰という言葉を出さなくても自然と患者や家族と共有できている
>
> **パターン2** ▶ 医療者が老衰である（もしくは老衰と考え対処した方が患者のQOLが高い）と考えており、患者・家族も同意している
>
> **パターン3** ▶ 医療者が老衰である（もしくは老衰と考え対処した方が患者のQOLが高い）と考えており、患者は同意しているが家族が同意していない
>
> **パターン4** ▶ 医療者が老衰である（もしくは老衰と考え対処した方が患者のQOLが高い）と考えており、患者は明確な意思表示ができない状態で、家族は同意している
>
> **パターン5** ▶ 医療者が老衰である（もしくは老衰と考え対処した方が患者のQOLが高い）と考えており、患者は明確な意思表示ができない状態で、家族は同意していない

　上記のパターンのうち、悩ましい状況となるのはパターン3やパターン5ではないかと思います。ここではパターン5について、症例（Case）を挙げて考えてみたいと思います。

Case 3 遠方の娘が登場して…

　94歳男性。2年前に肺炎で入院したのを契機にADL低下。その後、加齢に伴い徐々に衰え、現在は寝たきり状態。認知機能も低下してきており、簡単な意思の疎通は可能であるが判断などはできない状況であった。徐々に経口摂取も低下してきており、主介護者である長男の妻（以下お嫁さん）とは、老衰で看取りの時期が近付いているであろうことを共有していた。お嫁さんは「お義父さんは家が好きだったし、家で最期を迎えたいなと言っていた。このまま静かに最期を家で過ごしてもらうのがいいと思う」と発言していた。しかし、長男から連絡を受けて、久しぶりに実家に来た長女が「なぜこんな状態なのに入院させないのか」「検査はちゃんとしたのか」とお嫁さんを責め、「救急車で病院に入院させる」と言い出した。長男は「姉さんがそういうなら、入院も仕方ないかな」と自宅での看取りに及び腰となった。結局、救急車で病院に搬送することとなった。

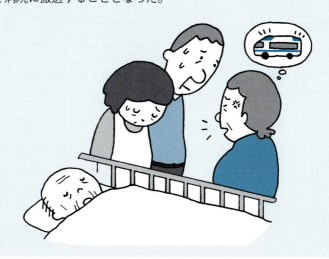

このようなケースを経験されたことがある方も多いのではないでしょうか。このケースにおいては何が問題だったのでしょうか。どのようにすればよかったのでしょうか。

　老衰に限ったことではないのですが、終末期となってきている患者の状態や、その中で何を目指してケアを行っていくかを家族と共有することは、非常に重要です。しかし、簡単なことではありません。

　老衰の場合には、診断プロセスが曖昧であるため、特に難しい部分があるかもしれません。つまり、「何か病気が隠れていないのか」「老化で死ぬことなどあるのか」と感じる家族もいるので、その場合、共有が困難となることは自明です。がんなど、死に至ることがあるというイメージがより明確な疾患の方が、共有が容易なことが多いように感じます（それでも難しいことがありますが）。

　患者が意思表示できない状態である場合に、患者の状態の共有・ケアの方向性の共有を家族と行う際、私は、認知症終末期での意思決定に使用するConsensus-Based Approach[*7]を参考にして下記のような手順で行っています。

①「誰と話すべきか」を考えて、必要と考える人達に参加してもらう

　状態の共有やケアの方向性決定にあたり、誰と話し合いをするべきか十分に考慮する必要があります。例えば、**Case 3**のように主介護者がお嫁さんの場合には、主介護者でありながらもケアの方向性に関する決定権を持っていないことがしばしばあります。主介護者＝キーパーソンでないこともあるので、まずはキーパーソンが誰であるのかを確認する必要があります。ただ、キーパーソンを決めることは重要ですが、家族内で意見が相違することも多く、家族背景やキーパーソン以外の家族の考えがどうなのかなどについて情報を収集したうえで、「誰と話すべきか」を判断する必要があります。

② **現在の状態についてどのように感じているか、家族に話してもらう**

　状況によっては先に③を話すこともあります。個人的な経験では、家族が患者の現在の状態を正確に把握していないかもしれないときには、先に③を示したうえで家族がどのように感じるかを確認することが多くあります。家族が経過をどのように解釈しているか、どのような感情を持っているかを把握することにより、④や⑤で医療者としての振る舞いが変わってくるかと思います。

　時には家族に、患者の今までの病状経過や生活について回顧するよう促すことも大事となります。二神らは、家族は代理意思決定の困難に対して、「高齢者の生活史を回顧する」ことによって対処していると報告しています[*8]。患者のこれまでを回顧してもらうことにより、患者自身を中心に据えた議論が自然にできるようになることもあります。

③ **医療者として、現在の状態を説明し、今後予測される経過について説明する**

　具体的には、老衰と考えられること、今後多少の波はありながらも状態が徐々に低下していくこと（食事量がさらに減っていく、眠っている時間が増えるなど）、そのような中でおこりえる合併症のこと（肺炎などの感染症）について説明を行います。

④ **患者のQOL・尊厳を重視することの確認を行う**

　家族はそれぞれ様々な思いを持っており、家族の思いが強い場合には、患者自身にとってどうなのか、という議論が置き去りとなってしまうことが時にあります。ケアの方向性を決める前に、一番優先すべきは患者自身のQOLや尊厳であることを確認しておく必要があります。

⑤ ケアの目的・方向性を決定する

　ケアの目的・方向性は大きく分けて2つに大別されるかと思います。1つは「患者がつらくないようにということを優先する（苦痛がないことを優先）」、もう1つは「できるだけ生きられるようにということを優先する（生存期間を優先）」。多くの家族はこれら2つがともにかなうことを願うでしょう。

　しかし、現実的には、どちらかを優先しつつ、もう1つは優先する方向性を阻害しない範囲で行うこととなるかと思います。そうならざるを得ないことは時に説明する必要がありますし、何を目的にケアを行っていくのかを明確にする必要があります。

　このとき、②で聞いた、家族が経過をどのように解釈しているか、どのような感情を持っているかといったことに配慮しながら話をすすめていくことになります。家族は、高齢者の看取りを巡る意思決定に関して、葛藤・自責・不確かさなどにより精神的負担を抱えていることが文献レビューで報告されています[*9]。

　また、生命への愛情や、十分な介護をしたいという感情により延命処置要望へと働くことも質的研究で報告されています[*10]。家族が抱く葛藤や自責、生きていてほしいという気持ちに寄り添うことは重要ですし、なぜそのような葛藤を抱くのかなどについて時に心情を引き出し、傾聴することが求められます。そのような家族の感情への配慮を行うことにより、葛藤などの感情が少しでも和らぐと、より患者自身を主体とした議論が行えるようになることがあります。

⑥ ケアの各論について、経験やエビデンスに基づいて情報提供を行ったうえで決定する

　⑤でケアの目的・方向性が決まった場合には、その目的を達成するために、以後どのようなケアを行っていくべきかについて具体的につめることとなります。経口摂取低下に対して人工栄養を行うの

か、点滴はどうするのか、看取りの場をどうしていくのか、苦痛の症状に対してどう対処するのか、感染症を合併したときに治療するのか、などについて必要に応じて決定していきます。

　すべてを決める必要はなく、個別に問題となりそうな事項に関して情報提供を行ったうえで決定していきます。ここで老衰の場合に問題となるのは、必ずしもエビデンスの蓄積が十分でないことです。老衰自体の定義が研究上難しいこともあり、老衰に特化したエビデンスは皆無に等しいので、認知症や超高齢者に関するエビデンスをもとに情報提供することとなります。しかし、その情報は必ずしも十分ではありません。それぞれの医師の経験や考えも情報提供に関しては影響する可能性があり、独断的となっていないか自問していく必要があります。

＊

　上記のプロセスは、一度の面談では遂行できないこともあります。家族の反応をみながら、どこまでその日に行うか考えていくことは重要であり、数回に分けて面談を行うこともあります。患者の病状によりどれだけ時間が許されるかは異なりますが、時間を置いて話し合いをした方がスムーズにいく場合もあります。

　それでは **Case 3** においてはどのようにすれば良かったのでしょうか。まず、お嫁さんに「他に患者の状態を共有しておいた方がよい家族はいるか」を聞き、長男・長女に病状説明できる場をセッティングするべきだったのでしょう。そのうえで、長女が抱いているであろう葛藤などにも配慮しつつ面談を行えば、違う結果になっていたかもしれません。

> ケアの目的・方向性を決めるうえでは、
> 話すべき家族を集め、家族の感情に配慮しながらも、
> 患者自身の QOL・尊厳を重視することが重要である

●文献

*1 Landi F, Lattanzio F, Dell'Aquila G, et al. Prevalence and potentially reversible factors associated with anorexia among older nursing home residents : results from the ULISSE project. J Am Med Dir Assoc. 2013 ; 14 (2) : 119-24.
*2 Pilgrim AL. An overview of appetite decline in older people. Nurs Older People. 2015 ; 27 (5) : 29-35.
*3 渡邉仁, 今永光彦. 入院中経口摂取が不良であったが、施設に退院することにより経口摂取が改善した3例. 第7回日本プライマリケア連合学会. 東京. 2016年6月.
*4 Inouye SK, Foreman MD, Mion LC, et al. Nurses' recognition of delirium and its symptoms : comparison of nurse and researcher ratings. Arch Intern Med. 2001 ; 161 (20) : 2467-73.
*5 Kiely DK, Jones RN, Bergmann MA,et al. Association between psychomotor activity delirium subtypes and mortality among newly admitted post-acute facility patients. J Gerontol A Biol Sci Med Sci. 2007 ; 62 (2) : 174-9.
*6 Lunney JR1, Lynn J, Foley DJ, et al. Patterns of functional decline at the end of life. JAMA. 2003 ; 289 (18) : 2387-92.
*7 Karlawish JH, Quill T, Meier DE. A consensus-based approach to providing palliative care to patients who lack decision-making capacity. Ann Intern Med. 1999 ; 130 (10) :835-40.
*8 二神真理子, 渡辺みどり, 千葉真弓. 施設入所認知症高齢者の家族が事前意思代理決定をするうえで生じる困難と対処プロセス. 老年看護学. 2010 ; 14 (1) : 25-33.
*9 青木頼子. 意思疎通が困難な高齢者を支える家族の代理意思決定に関する文献レビュー. 富山大学看護学会誌. 2014 ; 14 (2) : 131-44.
*10 湧波満, 前沢政次, 棚原陽子, 他. 高齢者の終末期医療に対する本人の意思と家族意向の形成プロセスに関する質的研究. プライマリ・ケア. 2007 ; 30 (1) : 45-52.

第4章

老衰の看取り

場所によって関わり方は異なる

　第1章で示したように、老衰の患者は、自宅に限らず病院・施設と様々な場で看取られています。場がどこであっても看取り方は変わらない部分もあるかとは思いますが、当然、場によっての違いというのもあるかと思います。ここでは、場所によって、どのように老衰への関わりや看取り方が異なってくるのかについて考えていきたいと思います。

Case 1　在宅での看取り

　96歳女性。老衰の経過と考えられる状況で緩徐にADL低下や経口摂取量低下を認めていた。自宅での看取りも念頭にいれたいとのことで依頼があり、訪問診療が開始となる。

　初回訪問時、本人とのコミュニケーションは困難で、ADLは全介助、家族がペースト食を作り、介助で摂取している状況であった。食事の摂取にはむらがあり、時々むせもあるようであった。水分にはとろみをつけていた。また、仙骨部にⅠ度の褥瘡を認めた。

　長女夫婦と同居であったが、介護者である長女は、自分が行っている介護方法が適切であるかに不安を抱いていた。具体的には、食事の作り方や形態が適切であるのか、褥瘡が悪化しないよう、どのようにすればよいのか、といったことであった。介護サービスは、訪問入浴が週1回とショートステイが隔週2泊3日で入っていた。

　在宅医は、仙骨部の褥瘡に対して、今後悪化すると処置が増えて本人の負担が増すこと、感染などのリスクにもなることを考慮し、早めに介入が必要と考えた。頻回な体位変換は介護負担も心配であったため、自動体位交換のエアマットへの変更を提案した。

食事に関する不安に対しては訪問栄養指導を行った。管理栄養士は摂食状況を確認し、食形態の選択や姿勢、介助方法に問題はないと伝え、水分に関してはとろみをもう少し強くつけた方がよいであろうと指導した。介護負担を軽減するため、市販の介護食を紹介したり、調理の際の工夫を教えたりした。長女は「自分がやってきたことは間違っていなかったのですね」と安心された。また、ケアマネジャーとも連携し、今後の看取りに向けて訪問看護を導入し、褥瘡が悪化しないようなポジショニングの指導なども行った。

　その後、さらに経口摂取量が低下してきた。サービス担当者会議を行い、終末期であることを家族、専門職で共有した。これから予想される症状・経過についてお話しして、自然なかたち（経口摂取は苦痛とならないように無理がない範囲で行っていく、点滴は行わない）で看取る方針となった。

　予後としては、週の単位である可能性が高いことを伝えた。介護負担はあるため、ショートステイ利用はできる限り継続する形となった。もし、ショートステイ中に心肺停止状態となっても救急車は呼ばずに、在宅医の緊急電話に連絡する方針とした。その後も徐々に眠っている時間が長くなり、経口摂取も難しい状態となり、自宅で永眠された。

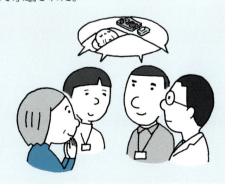

同居家族への支援も重視

　在宅介護の場合、施設や病院で専門職が介護する場合と比べて、介護者である家族は様々な不安を抱えていることが多くあります。身体的な介護負担も当然あります。在宅では、これらの家族の不安や負担を緩和・軽減するために、多職種で適切に介護支援を行っていく必要があります。

　それぞれの職種が適切な指導を行っていくことは当然ではありますが、同時に家族が行っている介護を、専門職として肯定する言葉をかけることも重要かと思います。鈴木は、終末期患者家族のニーズについて、「患者の状態が知りたい・患者のそばにいたい・医療者から受容と支持と慰めを得たい・死期が近づいたことを知りたい」と述べています[*1]。医師が、患者の予後を予測しながら、現在はどのような状態なのか、これからどうなるかを家族に説明していくことは重要でしょうし、行っている介護を医療者から肯定・支持されることは、家族の介護へのモチベーションや安心につながると考えられます。

　また、Case 1 では褥瘡の予防を例に挙げましたが、予防的な介入や医療的な処置に関しては、介護力や負担も考慮に入れて選択していく必要があります。医学的にベストと考えられる介入や処置にこだわらずに、患者のケアの目標や介護者の状況に合わせて選択することが重要でしょう。例えば、褥瘡でも治癒や改善を目指すのではなく、悪化させないことや感染しないようにする、ということを目的とすることもあります。

在宅は相互乗り入れで

　多職種で関わることの必要性は言うまでもないことですが、実際には在宅での職種間の連携は簡単なものではありません。病院や施

表1 │ チームケアの3つの形 (文献*2を参考に作成)

Multidisciplinary Team Model（多職種チームモデル）	1名のリーダー（主治医のことが多い）の指示のもと各職種が役割を果たしていく。連携・協働が弱くなってしまう
Interdisciplinary Team Model（相互関係チームモデル）	目的を共有しながらも、個々の役割・機能は決まっている。患者の状態にあわせて、対応する職種が決まる
Transdisciplinary Team Model（相互乗り入れチームモデル）	意見交換ばかりでなく、多職種間の相互乗り入れでケアを行う。各職種は状況に応じて役割が変動し、「役割解放」を行う。役割が不明確となるという問題がある

設と異なり、別々の職種同士が顔を合わせることは必ずしも多くないからです。したがってCase 1のように、患者の状態やケアの方向性を共有することが必要な際には、適宜、サービス担当者会議を開くことは有用です。また、日々の細かいことは電話やFAX、連絡ノートなどを組み合わせて共有することも大事です。最近ではICTを利用した情報共有も進んでおり、積極的な使用が望まれます。

多職種連携の形にはいくつかあります。表1にチームケアの3つの形を示しました。在宅においては、Transdisciplinary Team Model（相互乗り入れチームモデル）の形で介入していくことが望ましく、各職種は自宅に訪問した際などに、自分の役割以外の部分も時に担うことが必要でしょう。これは、各職種が患者や家族と頻繁に関われるわけではない在宅医療・介護の特徴とも言えます。タイミングを逸しないで介入を行うことが重要です。例えば医師であっても、訪問時に介護領域の問題が生じている時に、適切なアドバイスや、他職種に連絡して介入を求めるなどの対処が必要となります。

> 在宅での老衰の看取りにおいては、
> 介護する家族への支援と職種間の連携がポイント

Case 2 介護施設での看取り

　95歳男性。特別養護老人ホームに入所中。徐々にADL低下や経口摂取量低下を認めていた。採血やCT検査を行ったが特に問題なく、老衰の経過として家族や施設スタッフと共有していた。本人からの意思表示は難しいが、家族は経管栄養や点滴などの人工栄養を希望せず、施設での看取りを希望していた。

　その後、次第に経口摂取が困難となってきた。家族とも再度面談を行い、経口摂取は苦痛とならないように無理のない範囲で行っていく方針となり、介護福祉士たちが本人の状態をみながらおだやかに介助していた。

　介護福祉士の中に新人がいた。新人介護福祉士は看取りを行うのが初めてであり、これから何が起こるのか、どのように看取りを行えばよいのか、漠然とした不安を抱えていた。施設スタッフでカンファレンスを行い、ケアの方向性を再度確認するとともに、新人介護福祉士へのフォローも行うこととなった。

　その後、苦痛なく、施設で永眠された。亡くなられてしばらくしてから、嘱託医と施設スタッフはデスカンファレンスを行った。新人介護福祉士からは、葛藤の表出があったものの、看取りに関われたことへのポジティブな感情の表出もあった。

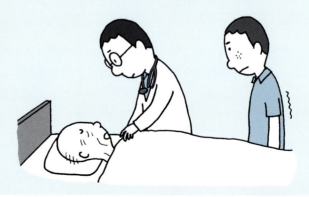

相談するタイミングを逃さない

　施設においては、在宅と異なり、医師の診察時に家族が同席することはあまりありません。したがって、診察時に施設看護師などの報告から適切に状態を把握して、その時々に家族との面談を設定する必要があります。家族との面談は患者の状態により、適宜繰り返すことが重要です。家族の病状への受け入れによって、面談の頻度も変わってくるでしょう。

　面談ではまず、患者の状態は老衰の経過であることを共有し、経口摂取が低下してきた時に検査をどこまで行うのかの相談が必要となるでしょう。この時に、看取り方や看取りの場について話が及ぶこともあります。家族の病状への受け入れによっては、日をあらためて、状態がさらに変化した際に行った方がよい場合もあります。

　こうして家族の反応や患者の状態などを見極めながら、どこまで話をしていくか考えていくのがよいでしょう。看取りの場の選択については、患者のQOLを考えた際に、どこでどのようにケアをすることがよいのか、施設スタッフの意見も含めて考えていく必要があるでしょう。

　近年では家族がいない入所者も増えています。その場合は、本人にとって最良のケアを、任意後見人も含めて治療やケアに関わっている専門職で考えることもしばしばあります。

施設スタッフとの看取り

　Case 2 のように、看取りに慣れていない介護職員にとって、入所者の看取りに関わることは精神的に強い負担となることがしばしばあります。介護職員は看護職員より施設看取りへの精神的負担が大きいことを早坂らは報告しています[*3]。また、介護職員は「看取りに対する恐怖心」をもって看取りに臨んでいることを深澤らは質

的研究で報告しています*4。

　介護職員の精神的負担に医療者は配慮していく必要があるでしょう。現場の介護職員にとって、入所者の苦痛な症状を間近にみることはストレスが大きいものであり、もし苦痛が生じた場合には、オピオイドの使用などで早めに症状コントロールを行うことが望まれます。また、終末期に食事がとれなくなってくるのは自然な状態であることや、経口摂取を行う目的は何かを、実際にケアを行う介護職員と共有していく必要があります。施設での看取りにおいては、これらのケアの方向性などを施設スタッフと共有したうえで、協働していくことが重要でしょう。

　先の深澤らの研究*4では、看取り経験により「死生観」や「自然に死に逝くことを受け入れ」など、価値観が変容する「援助者自身の変化」があることを指摘しています。そのような体験を職場内で共有するために、デスカンファレンスなどの振り返りの時間をもつことも大事でしょう。その際に恐怖心や精神的負担などのネガティブな感情も共有することが望ましいと思われます。

> 施設での老衰の看取りにおいては、
> タイミングを逃さずに看取り方や看取りの場について
> 相談していくこと、
> 施設スタッフとの看取りの協働が重要

Case 3 入院を経て自宅で看取り

96歳女性。他院での入院を契機にADL低下、経口摂取量低下を認めた。自宅への退院が困難となり、施設入所となったが、さらに経口摂取量が低下した。嘱託医として面談を行ったところ、家族は胃瘻造設などの経管栄養の希望はなかったが、何か改善できる部分はないか、点滴などをもう一度したら良くならないか、という思いはもっていた。本人からの意思表示は難しい状態であった。

比較的亜急性の経過ではあるため、状態を改善するような可逆的な原因がないか、脱水補正で改善が見込めるかを判断することを目的として、1週間を目安に入院することとなった。入院後、脱水と電解質の補正を輸液で行った。また、食形態やポジショニングの調整、口腔ケアや排便コントロールなどを行った。しかし、脱水や電解質が改善した後も状態の改善は認めなかったため、再度家族と面談を行った。

改善できる部分がなく、老衰の経過であることに家族は納得され、予後も短いのであれば自宅で自然な形で看取りたいとのことであった。自宅退院となり、退院3日後に自宅で苦痛なく永眠された。

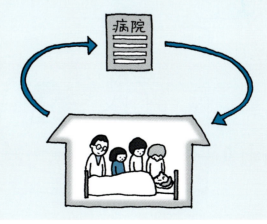

Case 4 病院での看取り

93歳男性。施設入所中の方で、老衰の経過で徐々に経口摂取量低下を認めていた。苦痛がなければ施設でそのまま看取りまで行う予定であったが、苦痛時は入院での対処を希望していた。

経過中に、誤嚥性肺炎を起こし、低酸素やそれに伴う呼吸困難も出現したために、入院し苦痛緩和を行うこととなった。酸素投与と抗菌薬投与を行ったところ、呼吸状態の改善を認め、苦痛も軽減された。しかし、肺炎治癒後も経口摂取がほとんどできない状態が続いた。

家族と今後の看取り方や看取りの場について相談するが、「何もしないでこのまま亡くなるのを見るのもつらいので点滴だけでもできないでしょうか。今回の肺炎のこともあるのでやはり入院の方が安心なのです」と、自然な形で看取りを行うことへの葛藤を認めた。

患者本人のQOLにとって、病院と施設のどちらで看取りを行うことがよいのか、家族・病院スタッフ・施設スタッフで相談を行った。肺炎を繰り返しやすい状況や頻回な痰の吸引が必要な状

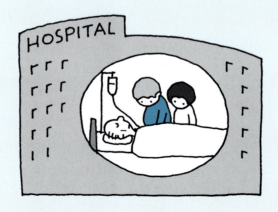

> 況であることなども考えると、病院での看取りのメリットもあるであろうという結論になった。最小限の輸液（500 mL/日程度）のみ行い、これによる浮腫や痰の増加などデメリットが大きくなれば、さらに輸液量を減らしたり、中止したりすることとし、入院でそのまま看取りを行う方針となった。約2週間後に病院で永眠された。

病院医療は老衰とどう関わればよいか

　2つのケースを通して、老衰の看取りに病院医療がどのように関わればよいかについて考えてみたいと思います。

　Case 3は、入院して、脱水・電解質の補正を行いながら可逆的な原因がないかを判断したケースでした。このケースのように、継続的に関わっていない場合で、比較的亜急性の経過で状態が低下した患者に対しては、時に様々な観点から改善が可能な状態でないかを判断する必要が出てきます。この点に関しては、第3章「可逆的な状態を見逃すな」で考えてきました（74～86ページ）。

　本人の負担やQOLも考えながら、可逆的な原因がないかをどこまで検索するかは、悩ましい部分もあります。しかし脱水や電解質異常も伴うようであれば、輸液を行いながら短期間の入院でこれらの評価を行うことも、1つの方法であると考えます。**Case 3**のように、そのようなプロセスを経ることにより、家族の納得や覚悟が得られ、自然な看取りが可能となることもあります。「本当に老衰でよいのか、負担が少ない介入を行いながら判断していく」ということが、老衰の看取りにおける病院医療の1つの役割と考えます。

■家族のニーズにこたえる

　Case 4 においては、2つの病院医療の役割が含まれています。1つ目は、老衰の経過中に急性疾患を合併した際の治療という役割です。この点については、第4章「急変したら治療すべきか」(次ページ)で詳しく記していきますが、もとの患者の状態を考慮して、治癒を目指すという観点だけではなく、苦痛緩和や QOL という観点からのアプローチも重要となります。

　2つ目は、家族の医療的ニーズへの対処という役割です。老衰の看取りを行っていくうえで、Case 4 のように葛藤を感じる家族もいます。そういう場合、家族との会話の中でこの葛藤自体を軽減することができるのが理想的です。実際にはそれが困難なことも多く、最低限の補液のみ行ったり、医療が容易に受けられる状況の方が安心という思いに寄り添って入院医療を継続したりすることもあります。その際にも苦痛緩和や QOL という観点を忘れずに、対処していくことが重要でしょう。輸液の意義に関しては、第4章「食べること・食べられなくなること」(123 ページ)で詳しく記していきます。

■苦痛緩和や QOL を忘れずに

　Case 3、Case 4 を例に、老衰の看取りにおける病院医療の役割について考えてきました。著者が診療を行っているセッティングでは、在宅医療や施設診療を行いながら、入院時も同じ患者に主治医として関われるので、継続性やケアの文脈を考慮しながら病院医療を行うことが可能です。しかし、そのようなセッティングでない場合には、病院医療者の老衰に対する理解が必要となります。

　繰り返し述べていますが、老衰という状態を考えると、苦痛緩和や QOL という観点を忘れずに治療や検査を行っていくことが重要となります。在宅医療や施設診療を行っていると、患者との継続的

な関わりや診療セッティングの影響で、老衰や自然な看取りということに対して意識せずとも対峙する機会も多いかと思います。しかし、病院医療者の場合には、継続性がない、ケアの文脈がわからないなかで診療を行うことも多くあるでしょう。

　老衰の患者が自宅・施設に限らず病院でも多く看取られていることを考えると、病院医療者が老衰にどのように関わっていくのかは重要な観点であると思います。在宅医療・施設診療を行う医療者と病院医療者の連携や、老衰に関する活発な議論が望まれます。

*

　在宅、介護施設、病院での看取りにどのような違いがあるのかについて記してきました。どの場においても、患者の尊厳や苦痛緩和やQOLという観点を忘れてはならないのは共通していると思います。そのなかで、場を意識しながら、どのように患者・家族・専門職で看取りを行っていくのか、今後様々な議論が必要かと思います。

> 老衰の看取りにおける病院医療の役割として、
> ①負担の少ない介入を行いながら老衰でよいのかを判断、
> ②急性疾患を合併した際の治療、
> ③家族の医療的ニーズへの対処、が挙げられる。
> 苦痛緩和やQOLの観点を忘れずに対処していくことが重要

急変したら治療すべきか

　主治医が老衰と考え、それを家族や他の専門職ときちんと共有できたとして、その後はどんな経過をたどるのでしょうか。徐々に食事がとれなくなり、自然な形で亡くなる場合が多いかとは思いますが、肺炎・脳卒中・心筋梗塞・消化管出血などの急性疾患を合併することも時にあります。その際に、入院するかしないか、どこまで

治療を行うのか、医療者も家族も迷うことが多々あります。ここでは、老衰の経過中に急性疾患が起こった際に、どのように判断し、マネージメントしていけばよいのかについて考えていきたいと思います。

📎 Case 1　肺炎を合併したら

　施設入所中の93歳女性。徐々に経口摂取量が低下してきていた。診察や採血上は特に異常所見を認めなかった。本人とは十分な意思疎通ができない状況であったため、どこまで精査を実施するか家族と相談したが、これ以上の精査は希望されず、老衰として経過をみていた。徐々に経口摂取もできなくなり、週単位でのお別れになる可能性が高いと考えられた。その点についても家族と共有し、「本人に苦痛がないように」ということを最優先してケアしていく方針となった。家族は慣れ親しんだ施設での看取りを希望していた。

　ある時、38度台の発熱が出現してSpO₂低下も認め、肺炎と考えられた。家族とも相談のうえ、本人の苦痛が強くなければ入院せずにこのまま施設でお看取りする方針となった。モルヒネ坐剤を使用して、苦痛がないようにし、翌日、施設で永眠された。

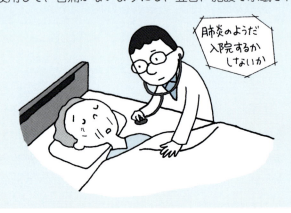

医学的な客観的事実を整理

　老衰の最終段階で、肺炎を合併することはしばしばあります。その時に、どこまで治療を行うかは悩ましい状況となることも多いかと思います。具体的には、入院するかどうか、抗菌薬を使用するのか、酸素やオピオイドで苦痛緩和のみを行うのか、などです。どれを選択するか、臨床セッティングや患者・家族の希望などによって変わってくる部分は大きいでしょう。それは当然、考慮すべき重要な要素であると考えられます。

　しかし、その前にまず、医学的にどのような客観的事実があるのかについて整理してみたいと思います。とはいっても、私が知る限りでは老衰における肺炎治療のエビデンスは皆無ですので、老衰と同様に、緩徐な経過をたどりつつ、最終的に肺炎合併をきたすことが多い認知症についてのエビデンスから考えてみたいと思います。

認知症終末期の肺炎における抗菌薬投与の意義

　Givence JL らは、ナーシングホーム入所中の認知症終末期患者で肺炎を疑うエピソードがあった 225 名を対象とした多施設の前向きコホート研究を行っています[*5]。アウトカムは生存及び comfort（SM-EOLD、CAD-EOLD というスコアを利用）となっています。結果としては、抗菌薬の投与に関しては、無治療群 8.9％、内服群 55.1％、筋肉注射群 15.6％、静注群 20.4％ であり、生存に関しては、無治療群と比較して、AHR（adjusted hazard ratio）で内服群 0.20、筋肉注射群 0.26、静脈注射群 0.20 といずれの抗菌薬治療においても有意に生存期間が延びていました。comfort に関しては、治療群は全て、無治療群と比較して有意に低くなっていました。つまり、この研究の結果からは、抗菌薬治療により、生存期間は延びるかもしれないが本人の苦痛は増えるかもしれないと言えま

す。

　Van der Steen らは、認知症終末期で、肺炎になった後死亡した559名と肺炎にならずに摂食障害があり死亡した166名を対象として前向きコホート研究を行っています[*6]。アウトカムは discomfort（DS-DAT というスコアを利用）です。肺炎群で有意に discomfort スケールが高く、また、肺炎群のなかでは、抗菌薬治療群が有意に discomfort スケールが低かったという結果になっています。この研究では苦痛に対する抗菌薬治療の効果があるとなっており、先ほどの Givence JL らの報告とは相反しておりますが、Van der Steen らの研究の対象を考えると、死が差し迫った患者に関しては苦痛緩和に寄与するのかもしれません。

　また、Van der Steen らはナーシングホーム入所中の認知症終末期患者で下気道感染のエピソードがあった94名（109件）を対象に、アウトカムを死亡率とした前向きコホート研究も報告しています[*7]。結果は、死亡率と抗菌薬使用には関連はなかったが、10日後の死亡率は有意に減少していました。

本人に苦痛がないことを優先するなら

　これらの研究結果を考えると、認知症終末期の肺炎における抗菌薬投与によって生存期間は延長しそうであるものの、苦痛に関しては何とも言えず、これはどのような患者かによって変わるのかもしれません（死が差し迫った患者に関しては苦痛緩和に寄与する？）。老衰に関してどうであるのかはわかりませんが、ある程度参考になるのではないかと思います。

　Case 1 に戻って考えてみた場合、「本人に苦痛がないように」ということを優先するのであれば、生存期間を延ばす必要はないので、必ずしも抗菌薬投与は必要ないのかもしれません。あとは、抗菌薬投与が苦痛緩和に寄与するかですが、何とも言えないため、代

表2 | 非がん疾患の緩和ケアにおけるオピオイド使用について

心不全	苦痛を取り除くためにオピオイドを含む適切なホスピスケアが推奨	ACC-AHA ガイドラインにおける終末期の心不全に対する指針（2005）
慢性呼吸不全	慢性呼吸不全の呼吸困難に対するオピオイド使用を強く推奨	ACP：終末期の緩和ケアを向上するためのエビデンスに基づく治療に関するガイドライン（2008）
筋萎縮性側索硬化症（ALS）	ALSの苦痛（呼吸苦など）にはモルヒネが有効であり、呼吸抑制など副作用に留意しながら使用することを推奨	日本神経学会：筋萎縮性側索硬化症診療ガイドライン（2013）

替手段（例えば酸素やオピオイド投与）を考慮してもよいかとは思います。

■ 肺炎に対する苦痛緩和としてのオピオイド

　オピオイドが肺炎で死にゆく患者の苦痛緩和につながるかについては、明確なエビデンスはありません。しかし、がんのみならず、非がん患者の苦痛緩和においてもオピオイドの使用が推奨されており（表2）、老衰や認知症の終末期における肺炎においても、酸素などで十分に苦痛が緩和されない場合は、考慮してもよいと考えます。また、オランダのナーシングホームにおける観察研究[*8]では、認知症で肺炎を起こした患者に対してオピオイドによる苦痛緩和がしばしば行われていることが報告されており、実臨床では既にある程度行われているものと思われます。

　老衰の経過中に肺炎が起こった際には、上記の医学的な情報を考慮しながら、入院するかどうか、治療をどこまで行うのかについて考慮していく必要があるかと思います。その際に重要となるのが、予後の見立てや何を目的にケアをしていくのか（苦痛緩和のみを目指すのか、生存期間を延ばすことを目的にするのかなど）といったところになるかと思います。

個々の患者において、本人、家族、時に他職種と協議しながら決めていく必要があるでしょう。また、肺炎になった際に治療をどこまで行うかについて、事前に家族と話し合っておくことも有用かもしれません。例えば、Case 1 に関して言えば、「本人に苦痛がないように」ということを最も優先的にケアしていく方針となった際に、肺炎となった際の対処について家族と相談しておくのも１つの方法でしょう。その場合は、家族の病状への受け入れや心情などを考慮することが重要と考えます。時に、対処をあらかじめ決めようとすることが、家族に対して精神的な負担となることもありますので留意が必要です。

> 老衰の経過中に肺炎が起こったら、
> 「何を目的にケアをしていくのか」を明確にしたうえで、
> 治療について判断していく

Case 2 脳卒中を合併したら

98歳男性。もともと慢性心不全があり、訪問診療を行っていた。徐々に老衰と考えられる経過で、ADLや食事量の低下を認めていたが、ここ最近は小康状態が続いていた。ある朝、家族からの連絡で緊急で訪問した訪問看護師から「意識が悪く、右の手足が動かなくなっている」と連絡があった。脳卒中の可能性が高いと考えられたが、本人や主介護者である長女は自宅での看取りを希望していたこともあり、すぐに救急搬送するのではなく、一度往診し、以後の対応について相談することとした。緊急往診したところ、低血糖は簡易血糖測定で否定され、診察上はやはり脳卒中が疑われる状況であったため、入院するかどうかについて相談を行った。今後、前日までの状況に戻る可能性は低いことが予測されること、老衰の経過中に起こっていることでもあり、このま

ま入院しないで自宅で看取りを行うことも1つの選択肢であること、同時に急なことでもあり入院という選択も当然であることをお伝えした。

　家族内での相談の結果、とりあえず入院をして、もし回復不可能な状態であれば、自宅に戻って看取りたいとの希望であった。入院後の精査で中大脳動脈の脳梗塞と診断され、しばらく補液などで経過をみていたが、回復乏しい状況であったため自宅に帰って、看取りをする方針となった。自宅に帰り、数日で苦痛なく永眠された。

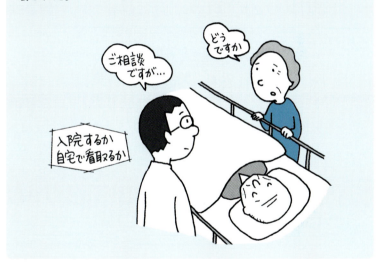

超高齢者の脳卒中は予後不良である

　T.Russoらのシステマティックレビューによる報告[*9]では、脳卒中の3割が80歳以上（そのうち半数が85歳以上）に起こっており、80歳以上では、80歳未満と比べて、有意に30日以内の死亡率及び依存度（Rankin scale＞2）が高かったことを報告しています。80歳以上の脳卒中は多く、予後が悪いということが言えます。つまり、

年齢を考えても、老衰の経過中に脳卒中を起こすことは十分ありえることであり、予後不良であることも予測されます。そのようななかで、どのように意思決定を行っていくかは難しい課題かと思います。緩徐な老衰の経過の中で、急な変化をきたす状況ともなるため、家族の戸惑いも大きいでしょう。

■ **治療をどこで・どこまで行うのか意思決定**

　老衰の経過中に脳卒中が起こった場合に、どこまで治療を行っていくのか意思決定していくうえで、まずは家族に予後の見立てをある程度示す必要があるかとは思います。しかし、個別性も強いなかで、予後予測を行うのは簡単ではないでしょう。85歳以上の脳卒中患者1,738名を対象とした研究[10]では、意識の変容、感覚障害、頭頂葉や側頭葉の病変、内包を含んだ病変、脳室内出血などが入院中の死亡と関連していました。Case 2 のように意識障害を伴うような場合には、予後がより不良であるとは言えるでしょう。

　予後の見立てを難しいながらにも伝えたとしても、どこまで治療を行うのか、どこでみていくのかといったことを決めていかなくてはなりません。まずは、脳卒中に対しても緩和ケアという概念があることを紹介したいと思います。

　AHA/ASA（米国心臓協会/米国脳卒中協会）は"Palliative and End-of-Life Care in Stroke"（脳卒中における緩和ケアと終末期ケア）というステートメントを出しています[11]。「回復が困難な患者、進行性の慢性疾患をもち重度の機能障害がある患者には緩和ケアが行われるべきである」と、エキスパートオピニオンとして記述しています。対象の患者をどのように考えるかに関しては曖昧ではありますが、もとの患者の状態も考慮したうえで緩和ケアを中心に行うことも選択肢であると言えるのではないでしょうか。

　緩和ケアを中心に行うのであれば、脳卒中を起こしたからといっ

て必ずしも入院する必要はなく、在宅や施設で緩和ケアを行うという選択肢もあり得るのかなと思います。予後の見立ても難しいなかで、それは医療者としては思い切った提案となるかもしれませんが、予後の見立てや患者のもとの状態、看取りの場の希望などによっては、そのまま自宅や施設で看取るという選択肢もある、と提示することも重要ではないかと思います。その場合は検査をしたうえで自宅や施設へ戻るという選択肢もあるかもしれませんし、てんかんや低血糖などの鑑別すべき疾患を病歴・経過・簡易検査である程度除外したうえで、画像検査をしないという方法もあるでしょう。

脳卒中の緩和ケアで重視したいこと

では、実際に緩和ケアを行うとしてどのような症状が問題となってくるのでしょうか。Mazzocatoらの緩和ケアチームにコンサルトされた脳卒中患者42名を対象とした研究[*12]では、頻繁な症状として呼吸困難を挙げており、亡くなる直前まで起こると報告しています。在宅や施設でケアする場合には、家族や施設スタッフへの事前の情報提供を行うことや頓用薬の準備も考慮してよいでしょう。

また、緩和ケアを行うなかで問題となってくるのが、経管栄養や輸液のことかと思います。特に病院はそれらを簡単に行える環境であるだけに、医療者・家族ともに迷いや葛藤が生じやすいのではないでしょうか。神経内科・脳外科病棟で緩和ケアをうけた脳卒中患者の15家族を対象としたインタビュー調査[*13]では、経管栄養や輸液に関する項目で満足度が低いことが示されています。経管栄養や輸液の中止に関してはさまざまな議論があり、家族の心情も考慮する必要があることを論じています。ケアの場にもよるかとは思いますが、医学的なメリット・デメリットだけではなく、家族の心情にも考慮しながら相談していく必要があるのでしょう。

*

老衰の経過中に脳卒中が起こった時に、どのように考えていけばよいのかについて整理してみました。肺炎とは違い、脳卒中は予測していないなかで起こることが多いため、実際には医療者も家族も戸惑うことが多いかと思います。元気な高齢患者が脳卒中を起こしたときとは違い、緩和ケアという選択肢もあることを考慮しながら診療にあたることが重要と考えます。

> 老衰の経過中に脳卒中が起こったら、
> 緩和ケアという選択肢もあることを考慮する

📎 Case 3　心筋梗塞を合併したら

　94歳男性。高齢虚弱・高血圧などがあり、訪問診療を行っていた。ADLは歩行器を使用して室内を歩行可能なレベルであった。認知症はなし。経過中、胸痛の訴えあり、心電図上で心筋梗塞と診断。他院に搬送してPCI（percutaneous coronary intervention＝カテーテル治療）を施行、回復して自宅に戻られた。退院当初はADL低下を軽度に認めたが、徐々に回復し、もとのADLに戻った。

　その後、老衰に伴うと考えられるADL低下や経口摂取低下を徐々に認めるようになり、96歳時には寝たきり状態となった。

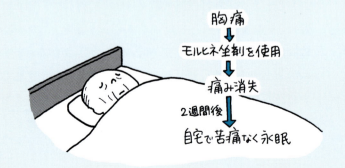

胸痛
↓
モルヒネ坐剤を使用
↓
痛み消失
2週間後 ↓
自宅で苦痛なく永眠

> 家族とも相談し、自宅での看取りを行う方針となっていた。ある夜、30分程度継続する胸痛の訴えがあると電話連絡があった。心筋梗塞の可能性も考えられたが、あらかじめ自宅に準備しておいたモルヒネ坐剤を使用してもらい、胸痛の症状は消失した。経口摂取量はさらに低下して、2週間後に自宅で苦痛なく永眠された。

侵襲的な治療に関する海外の研究

　高齢者が増えるなかで、80歳代・90歳代の方の急性冠症候群が増加しており、その年代の急性冠症候群の患者に対するPCIの効果を検証した研究が増えています。

　Tegn Nらが報告したopen-label RCT[*14]では、80歳以上のNSTEMI（非ST上昇型心筋梗塞）もしくは不安定狭心症の患者457例を対象に、侵襲的治療群（PCIやCABG＝冠動脈バイパス術）と保存的治療群（薬物療法のみ）を比較して検証しています。その結果では、平均1.53年のフォローで、侵襲的治療群が有意に心筋梗塞・緊急血行再建術の必要性・脳卒中・全死因死亡の複合エンドポイントが良好でしたが、脳卒中や死亡率では有意差がありませんでした（出血イベントは違いはなし）。90歳以上のサブグループ解析では両群に有意差はありませんでした。

　Fach Aらの報告[*15]は、Bremen STEMI Registryの集団を75歳未満（4,108例）/75〜85歳（1,032例）/86歳以上（216例）、の3群に分類して検証を行っています。結果は、年齢の上昇に伴ってPCI不成功は増加、死亡率（院内・1年後）も増加しており、出血合併症は年齢の上昇に伴って増加していました。また、多変量解析で、PCIの成功が86歳以上においても有意に院内死亡率を低下させていました。著者らは、86歳以上ではPCI成功率が低く、出血合併症も多いが、それでもPCIの利益はあると結論しています。

Zaman MJらの報告[*16]は、英国とウェールズのnational registryの15万5,818例のデータを使用して検証を行っています。85歳以上で再灌流療法を受けたのは55%であり、65歳未満の84%と比較して有意に低くなっていました。再灌流療法を受けなかった患者はすべての年代において生存率が低くなっていましたが（性別・心血管リスク因子・合併症・重症度など調整、平均フォロー2.29年）、年代が上がるにしたがって、その恩恵は少なくなっていました（85歳以上だと侵襲的治療群と比較して保存的治療群で全死亡HRs：1.36、64歳以下だと1.98）。

　また、先述したTegn Nらの研究では、QOLに関しても検証して報告しています[*17]。侵襲的治療群（PCIやCABG）と保存的治療群（薬物療法のみ）でSF-36により評価した1年後のQOLの変化は両群で有意差を認めませんでした。

　これらの結果を考えると、80～90歳代の高齢者であるという年齢的な理由だけでPCIの適応ではないと判断するのではなく、生存期間を意識した診療を行うのであれば十分考慮する必要があるでしょう。QOLを意識した診療を行うのであれば、PCIの恩恵はあまりなさそうです。**Case 3**においても、94歳時にはPCIの意義があったのではないかと思います。しかし、96歳時には、QOLや苦痛緩和を重視した診療の時期となっていたため、PCIの意義はなくなっていたと思います。年齢だけではなく、何を重視して診療を行うかによってPCIの意義が変わってくるのでしょう。

＊

　老衰の経過中に急性疾患が合併した際に、どのように考え、マネージメントしていけばよいかについて考えてきました。健康な成人に同様のことが起こった際と同様のマネージメントを考えるのではなく、「何を目的に治療やケアをしていくか」を患者サイドと相談しながら治療の選択肢を考えていく必要があるでしょう。

> 年齢だけを理由に PCI の適応外と判断するのではなく、
> 何を重視して診療を行うかによって適応を考慮する

食べること・食べられなくなること

　老衰の経過の中で、「食べられなくなること」は避けがたいことであり、患者をケアするにあたってしばしば問題となることでもあります。経口摂取量を増やすためにどのような工夫をすればよいのか、経口摂取量が低下したときに経管栄養や輸液などの人工栄養をどこまで行うのか、患者にとっての快適な食事とは何か。…など、悩ましい問題がたくさんあります。ここでは、これらの問題について論じていきたいと思います。

食べられなくなってきたときの工夫

　まずは、可逆的な経口摂取量低下ではないかの確認が必要ですが、この点については、第3章「可逆的な状態を見逃すな」に書きましたのでそちらを参照ください（74～86ページ）。ここでは、あくまで、可逆的な経口摂取量低下が除外されていることを前提に話を進めていきたいと思います。

Case 1　覚醒状態と好みに合わせて

　施設入所している98歳女性。嚥下機能の低下に合わせて食事形態を調整し、主食は粥ゼリー・副食はペーストとなっていた。しかし、覚醒時間が徐々に減ってきたこともあり、経口摂取量は徐々に低下し、体重も減少していた。家族とは老衰の経過であることを共有した。経口摂取量低下に対する対策として、施設の介護福祉士・看護師・栄養士と相談し、食事提供量は半量として、

覚醒がよい時を見計らって合間に高カロリーゼリーなどを摂取してもらうようにしたところ、体重も少しずつ増加するようになった。また、甘いものは好んで食べるよう、との介護福祉士のアセスメントがあり、栄養士がパン粥を試してみることを提案した。朝夕は調理師の都合でパン粥提供が難しいので、昼のみパン粥を提供したところ、昼の主食摂取量が以前より増えるようになった。

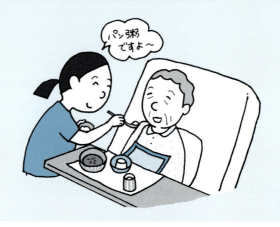

　Case 1のように、通常の食事量が減っても、経口栄養補助食品（oral nutritional supplement：ONS）を使用することにより、栄養状態の改善が望める場合があります。ONSの効果については、低栄養の施設入所者を対象としたRCT（ランダム化比較試験）で、栄養状態の改善が示されています[*18]。また、本人の覚醒状態などに合わせた食事介助や好みに応じた食事提供により経口摂取量が増えることもあります。施設や病院では、実際に食事介助する介護福祉士や看護師からの情報は有用ですし、それをもとに栄養士・医師など多職種で連携していくことが重要です。在宅の場合には、家族からの情報を聞きながら、専門職として情報提供をしていくことが重要ですが、介護負担への留意も必要でしょう。施設や在宅での多職種での栄養介入は、コントロール群と比較して、QOL・筋力・口

腔ケアを有意に改善したというRCTの報告もあります[19]。食べられなくなってきた時に工夫する際には、多職種でどのように連携して関わっていくかが鍵となるのではないかと思います。

> 食べるための工夫は多職種が連携して

Case 1（続き） 家族は自然な形を望んだ

その後、半年ほどたつと、高カロリーゼリーや水分の摂取量も低下するようになってきた。以前、老衰であることを共有した際に、家族からは経管栄養の希望はなかった（本人の意思確認は困難）。脱水傾向となることが考えられる状況であったため、水分補給目的の輸液や看取りの場について相談を行った。家族は、「100近くまで生きたのだから、できるだけ自然な形がいいと思っています」とのことで、輸液は行わずに施設でそのまま看取ることとなった。

経管栄養や輸液などの人工栄養を行うか

経管栄養に関しては、認知症でのレビューとなりますが、胃瘻造設後、1年以内で約半数が死亡しており、延命効果を示すエビデンスはないと報告されています[20]。また、この報告の中で高齢であればあるほど死亡率が高いことが示されています。

老衰患者に置き換えても、医学的な恩恵は少ないであろうことは予測されます。しかし、経管栄養に関する決断に際しては、文化的・社会的側面や患者・家族の価値観も考慮することが重要であり、柔軟な対応を心掛ける必要があるでしょう。

輸液については医学的な面に関しても、そのメリット・デメリットが不明確であるのが現状です。がん終末期における輸液に関しては様々なエビデンスが蓄積され、ガイドラインも発行されています

が、老衰を含めた非がん患者の終末期における輸液の医学的な意義に関しては、ほとんどエビデンスがないのが現状です。しかし、経口摂取が困難な非がん終末期患者の看取りに際して、本邦や諸外国の臨床医がしばしば少量の輸液を施行している現状が報告されています[21,22,23]。

■ 輸液が浮腫や呼吸状態を悪化させる可能性

エビデンスレベルは低いながらもいくつか報告があるので紹介したいと思います。老衰終末期における適正補液量を検討した後方視的研究では、輸液1,000 mL/日以上の場合、1,000 mL/日未満と比較して有意に浮腫の程度が強く、呼吸困難や吸引回数の頻度が高いことが報告されています[24]。また、老衰や認知症患者を中心とした非がん終末期患者を対象とした後方視的研究では、500 mL/日以下の輸液は、輸液しない群と比較して、有意に生存期間を延ばすが、浮腫や呼吸状態の悪化を招いていたことが報告されています[25]。がん患者同様に、輸液は、浮腫や呼吸困難を悪化させる可能性があり、輸液量が多いほどその傾向は強まる可能性はあるかと思います。また、がん患者においては、軽～中等度の脱水があるがん終末期患者を対象としたRCTで、1,000 mL/日の輸液は100 mL/日の輸液と比較して生存期間を延長しないことが報告されています[26]が、非がん患者においては生存期間の延長が期待できるのかもしれません。しかし、あくまで小規模な後方視的研究ですので、今後のエビデンスの蓄積が必要かと思います。また、「点滴ボトルの下がった風景」が家族と医療・介護スタッフの情緒をケアしているとの質的研究での報告[27]もあり、医学的なメリット・デメリット以外に家族の心情への配慮が必要でしょう。

　何もしないで看取っていくこと（実際には何もしないわけではなく、家族も医療者も様々なケアを行っているが）に心理的ストレス

を感じる家族もおり、その場合には「点滴ボトルの下がった風景」が家族の心理的なストレス軽減につながる場合もあるでしょう。そのような家族の心理面や想いにも配慮した診療も必要かとは思います。

しかし、家族の意見のみで決めていくのではなく、意思決定能力を欠いている患者も多いなかで、患者の尊厳を医療者と家族で共に考えていくことが最も重要であると思います。

> 人工栄養を行うかの意思決定に際しては、
> 医学的なメリット・デメリット以外にも、
> 患者・家族の価値観や心情、患者の尊厳に
> 留意することが重要

Case 2 食事をとると痰が増えて苦痛が増す…

施設入所している92歳男性。老衰の経過をたどりつつ、嚥下機能低下に伴う誤嚥性肺炎で入退院を繰り返すようになった。今回も誤嚥性肺炎で入院。入院後、抗菌薬の投与により経過は良好であったが、食事を再開してしばらくすると、肺炎の再燃が見られた。本人の認知機能は低下し意思決定が困難な状況であったため、経管栄養について家族と相談した。本人の以前の意向も踏まえて経管栄養は行わない方針となった。しかし、食事をとると痰が増え、苦痛が増すような状況であった。

食形態やポジショニングを工夫したが改善しない。そこで、食事が本人の苦痛になっていないか、本人は楽しみにしているのか、などについて病院スタッフ・施設スタッフ・家族で話し合いの場を設けた。食事介助をしている病棟の看護師からは、「最初の5～6口は少し嬉しそうな感じで食べるのですが、その後はだんだん痰がからんで苦しそうになります」と報告があった。家族からは、「もともと食べることは好きでしたが、苦痛が増えるようであれ

ば無理しなくてもいいです」との発言があり、経口摂取の目的を「生命を維持していくためのものではなく、苦痛とならない範囲で本人が楽しめるように」とした。

また、退院後に関しては、看取りを前提として施設で療養していくこととなった。退院後、施設の介護職は無理をせずに、少量の経口摂取を頻回に行いながらケアをしていき、退院2週間後に施設で苦痛なく永眠された。

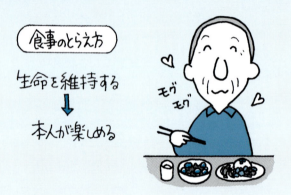

経口での食事の目的を明確にする

Paleceｋらは、経口摂取が困難となってきた時の1つの選択肢として、Comfort feeding only（快適な食事だけを）というオーダーを提案しています[*28]。経口摂取の目的を、体重維持のための栄養補給ではなく、「苦痛とならない範囲で本人が楽しめるように」ということにしたものです。

経口摂取をどのような目的にするかを明確にし、それを家族や専門職と共有することは重要なことと思います。患者本人にとって苦痛にならないようにという視点から当然重要なことですが、ケアをする家族や専門職の心理という視点からも重要です。

特別養護老人ホームの介護職を対象とした質的研究[*29]では、食事介助に関して、命を守るという責任の自覚と入居者にとっての食べることの意味（美味しく食べて欲しい、口から食べて欲しい）との間でジレンマを感じていることが報告されています。
　また、その人にとって食べることの意味が大きいと判断した場合には、創意工夫などチャレンジ的な態度を、命を守る責任の方が強い場合には、無難な対応をするようになるという結果が得られています。創意工夫を行う場合は、後ろ盾となる専門職の存在が不安を軽減させることが示唆されています。
　経験的にも、高齢者が経口摂取困難となった際に、食事介助する専門職や家族が、生命維持を目的とした食事や誤嚥のリスクがある中で、プレッシャーを感じながら食事介助している、と感じることがしばしばあります。経口摂取の目的を「苦痛とならない範囲で本人が楽しめるように」とすることで、介助者たちがのびのびと工夫しながら介助するようになり、かつそれが患者本人のQOL向上につながることがあります。

■経口摂取が困難となったら

　老衰患者において経口摂取が困難となってきた際に、経口摂取の目的を明確にし、家族や専門職と共有することは、本人のQOLや食事介助者の心理的負担軽減につながると考えます。その際に、患者本人にとって、経口摂取がどのような意味合いを持つのか、QOLにどのように寄与するのかについて、家族や多職種で検討していくことがプロセスとして大事でしょう。

＊

　老衰において、食べること・食べられなくなることに対して、どのように考え、対処していけばよいのかについて述べてきました。個々の症例によって、患者の状態・家族の希望や想い・ケアの状況

などが異なるため、個別性の高い問題であると思います。倫理的な問題もはらむため、患者サイドと多職種とで患者にとって、どうしていくのがよいのか話し合っていくプロセスが重要と考えます。

> 経口摂取が困難となってきた際に、
> 経口摂取の目的を明確にし、
> 家族や専門職と共有することが重要である

死亡診断をめぐって

老衰という状況を家族や他の専門職と共有しながら看取りを行えたとしても、最終的に死亡診断書に老衰と記入するにあたり、迷いが生じる場面があります。ここでは、どのような時に迷いが生じるのか、その時にどのように考えて診断書を書いていけばよいのかについて考えていきたいと思います。

Case 1 看取り期に肺炎を発症

94歳男性。老衰の経過と考えられ、本人・家族とも積極的な精査を希望しなかったために、訪問診療を行いながら、看取りに向けて準備をすすめていた。徐々に経口摂取もできなくなり、1週間以内にお別れになる可能性が高いと考えられ、家族とも共有していた。しかし、ある時38度台の発熱が出現し、喀痰量の増加やSpO_2低下も認め、肺炎と考えられた。呼吸困難感も出現したため、在宅酸素や医療用麻薬の導入を行った。苦痛緩和に寄与するかは不明であったが在宅で抗菌薬の点滴も行った。介入により、呼吸困難感は改善し、苦痛の少ない状況で2日後に自宅で永眠された。担当医は、死因を肺炎とするか老衰とするかで迷ったが、肺炎も老衰の経過の1つと考え、死因には老衰と記載した。

第4章 老衰の看取り

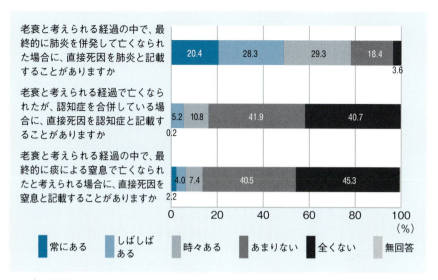

図1 死亡診断書の記載についての在宅医へのアンケート結果（n＝501）（再掲）

直接死因は肺炎か老衰か

　老衰の経過中に、肺炎を併発することはしばしばあるかと思います。どこまで治療を行えばよいのかなどについては第4章の②で述べましたが、最終的に肺炎が引き金となって死亡した際に、直接死因を肺炎とするか老衰とするか、迷うこともあるかと思います。第2章で紹介した質的研究[*30]の中でも、「誤嚥性肺炎を起こした場合、それも含めて老衰と考えて、（死因を老衰と）書くかは迷います」など、疾患併発時の死亡診断書記載について迷いが生じていることが示唆される発言を認めています。

　死亡診断書の記載に関して、第2章で示した在宅医に行ったアンケート調査の結果を図1に再度抜粋したいと思います。肺炎を併発した場合の直接死因の記載に関しては、次ページの囲みに掲げる通り、肺炎と記載することが、

パターン1		
I	(ア) 直接死因	老衰
	(イ) (ア)の原因	
	(ウ) (イ)の原因	
	(エ) (ウ)の原因	

パターン2		
I	(ア) 直接死因	肺炎
	(イ) (ア)の原因	
	(ウ) (イ)の原因	
	(エ) (ウ)の原因	

パターン3		
I	(ア) 直接死因	肺炎
	(イ) (ア)の原因	老衰
	(ウ) (イ)の原因	
	(エ) (ウ)の原因	

図2 老衰の経過中に肺炎で亡くなった際の死亡診断書の記載について

> 「常にある」20.4％、「しばしばある」28.3％、「時々ある」29.3％
> 「あまりない」18.4％、「全くない」3.6％

と、回答にばらつきがありました。老衰と考えられる経過中に肺炎を併発して亡くなられた場合、肺炎も老衰の経過と考えて直接死因を老衰と記載するのか、それともあくまで肺炎を直接死因とするかについては、医師によって考え方にばらつきがあるようです。

肺炎治療を行う医師62名を対象とした研究では、回答者の約半数が、誤嚥性肺炎で亡くなった患者の死を老衰によるものと考え、実際に16％が死亡診断書に記載しており、医師の考えによって死亡診断が変わってしまうことを指摘しています[*31]。

老衰と同様に経過中に肺炎を併発する疾患として、認知症があるかと思います。認知症の終末期に肺炎を併発した場合にも、死亡診断に関して同様に悩ましい状況となることがあります。

米国などと比較して日本では死因としての認知症が非常に少ないのが現状です。これには様々な要因が推測されますが、奥町らは、認知症患者が誤嚥性肺炎で死亡した場合に「肺炎」の病名だけ記載され、「認知症」の存在がカウントされないためではないかと指摘しており、認知症は嚥下障害を起こし、ひいては死亡につながる疾患である事実が広く認識されることが必要と述べています[*32]。剖

検により認知症患者の死因を調査した研究では、7割弱の患者が肺炎で死亡しており[*33]、認知症の経過として嚥下機能障害を伴い、最終的に誤嚥性肺炎で亡くなるのは自然の経過であると考えられます。

老衰も同様のことが言えます。老衰の自然経過として肺炎が起こる頻度はどの程度なのか、またその際に死因としてどのように記載するのがよいのか、など研究や議論がすすむことが重要と考えます。

死亡診断書にはどう記載する？

実際に、死亡診断書（死体検案書）の「死亡の原因」にどのように記載するかについては図2のように3通りあるかと思います。パターン1は、肺炎もあくまで老衰の経過の1つと考えて、老衰を直接死因とするものです。パターン2は最終的に肺炎で亡くなったので、肺炎を直接死因とするものです。パターン3は肺炎を直接死因としつつ、その原因として（イ）に老衰と記載するものです。

死亡統計の基礎データとなる原死因は、基本はⅠ欄に記載された最下欄の傷病がその上の欄に記載された全ての傷病を引き起こす可能性がある時に、その最下欄の傷病を原死因とするという一般原則があります[*34]。しかし、老衰が最下欄に記載されている場合には、他に分類される病態が死亡診断書に記載されていれば、老衰は記載されなかったものとして死因を選びなおすという修正ルールがあります[*35]。したがって、パターン3の場合は死亡統計に反映される原死因としては肺炎となります。つまり、死因統計として老衰となるのはパターン1のみとなります。個々の症例で異なるかもしれませんが、皆様はどう考えて、どのように書くでしょうか。

認知症を合併している時は

さて、次に認知症を合併している時にどのように死亡診断書を記

載するかについて考えてみたいと思います。

　経過や年齢から老衰による死亡と考えてよい状態の場合でも、認知症を合併している場合には、老衰か認知症のどちらを直接死因とするかで迷われることもあるかもしれません。ともに、緩徐な経過で経口摂取低下やADL低下をきたして衰弱していくため、どちらが主体であるかを判断するのは厳密には困難かと思います。

　奥町らは、老衰と死亡診断されていた症例のほとんどが高度認知症を伴っていたことを報告しています[*31]。老衰と死亡診断されている症例のなかには認知症と診断されるべき症例もあるという考えもありますが、その一方で老衰に伴って認知機能も低下しているとの考え（加齢がすすめば誰でも認知機能も落ちるという考え）もあるかと思います。

　第2章で紹介した質的研究[*30]の中でも、実際に認知症があるときでも老衰と診断することもあるというエピソードがあります。

　図1（131ページ）に示したように、「老衰と考えられる経過で亡くなられたが、認知症を合併している場合に、直接死因を認知症と記載することがありますか」の質問への回答を見ると、8割以上の在宅医は直接死因を老衰と記載しているようです。私自身は、年齢的な目安（例えば85歳以上など）を持ちながら、緩徐な経過で身体や認知機能が衰えている場合には、認知機能低下も老衰の1つの経過として、「老衰」と死亡診断を行うことが多いです。逆に、経過上、認知症が先に発症し、その後に身体的な低下をきたしている場合には「認知症」と診断することが多いです。

痰による窒息の場合は

　次に、老衰の経過の中で、最終的に痰による窒息で亡くなられたと考えられるような場合に、どのように死亡診断書に記載するかについて考えていきたいと思います。

Case 2 自分を責める家族に主治医は

　92歳女性。緩徐な経口摂取量低下やADL低下あり、採血・画像検査など負担のない範囲内で精査を行ったが、明らかな原因は認めなかった。本人・家族とも共有したうえで、老衰として自宅で療養し、主治医が訪問診療を行っていた。嚥下機能低下に伴い、喀痰が増え、時々痰の吸引が必要となった。訪問看護より指導がなされ、主介護者の長女も適宜、吸引器を使用して痰の吸引を行っていた。経口摂取は少ないながらもできており、状態としては小康状態が続き、亡くなる前日までは特に変わりなかった。

　ある朝、家族が本人のところに行ったところ、呼吸をしておらず、亡くなっていた。主治医は緊急往診を行い、死亡確認を行った。家族より「夜は痰の吸引はしなかったのですが、それがいけなかったのでしょうか。痰が詰まってしまって亡くなったのでしょうか」と質問あり。主治医は「痰が詰まって亡くなったのかはわかりませんが、体もだいぶ弱られていたので、このような急なお別れになることもよくあるのですよ。心臓も弱ってきていたでしょうしね。あと、もし痰が詰まってしまったとしても、それも老衰の最期として多いことなのです。痰が出せなくなるのも老衰の経

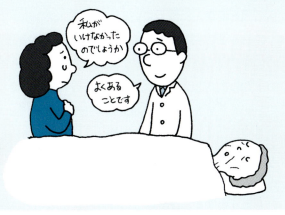

> 過ですから。最期まで自宅で看てもらえてご本人は幸せだったと思いますよ」と説明した。そして、死亡診断書の直接死因には老衰と記載した。

　このようなケースは在宅医療ではしばしば遭遇するのではないでしょうか。このような状況に関してはどのように考えていけばよいのでしょうか。
　窒息となると外因死にあたるわけですが、死亡診断書記入マニュアルには、疾病と外因がともに死亡に影響している場合の取り扱いとして、最も死亡に近い原因から医学的因果関係のある限りさかのぼって疾病か外因かで判断するようにと記載されています[*34]。
　老衰の経過として自己で排痰ができなくなり、最終的に痰による窒息で亡くなったとしても、それは老衰を直接死因とすることが妥当と思われます。また、Case 2 のように、痰による窒息があったかを確認することは困難なことが多く、そのような意味からも老衰と記載するのがよいのではないかと考えます。図1（131 ページ）に示したように、「老衰と考えられる経過の中で、最終的に痰による窒息で亡くなられたと考えられる場合に、直接死因を窒息と記載することがありますか」に対する回答では、約 85% の在宅医が直接死因を老衰と記載しているようです。
　Case 2 と同様な状況に対して、第 2 章で紹介した質的研究[*30]の中で、「痰の吸引が必要な人で最後に痰づまりになった時、家族に自責の念が起きないように、ことさらに老衰ですと言っちゃうところがありますね」「家族は死因の病名、大事にしますよね。だから、窒息や痰詰まりと思っても老衰と書いちゃいますね」などの在宅医の発言もあり、死亡後の家族の自責感を考慮していることが示唆されました。死亡診断書の記載という観点からは少しずれてしまう部分もありますが、Case 2 のような状況の時に、家族に対してどの

ような声かけを行うか、などは臨床的には重要な点であるかと思います。

　以上、老衰に関連する死亡診断書記載の問題点について話をすすめて来ました。死亡診断書マニュアルなどを参考に、ある程度明確になっている部分もありますが、実際にはそれぞれの医師の判断に任される部分が大きいかと思います。死亡診断書には、死因統計に使用される重要な医学データという側面と、家族にとっては死を納得する大事な書類という側面があるかと思います。

　本来の目的からは、前者を重視するのが当然と言えるかとは思いますが、述べてきたような判断に迷う状況も多い中で、後者も考慮した死亡診断書の記載が実際の臨床現場では行われています。個人的には、こちらも1つの重要な側面であると考えています。いずれにしても、老衰死が著増しているなかで、このような議論が行われることは、より正確な死亡統計とは何かを考えるうえでも大事なことであると思います。

> 老衰に関連する死亡診断書記載の問題点はさまざま。
> 記載について議論を

● 文献
* 1　鈴木志津江. 家族がたどる心理プロセスとニーズ. 家族看護 2003；1（2）：35-42.
* 2　京極真. 信念対立解明アプローチ入門. 中央法規 2012.
* 3　早坂寿美. 介護職員の死生観と看取り後の悲嘆心理　看護師との比較から. 北海道文教大学研究紀要 2010；34：25-32.
* 4　深澤圭子, 高岡哲子. 福祉施設における終末期高齢者の看取りに関する職員の思い. 北海道文教大学研究紀要 2011；35：49-55.
* 5　Givens JL, Jones RN, Shaffer ML, et al. Survival and comfort after treatment of pneumonia in advanced dementia. Arch Intern Med 2010；170（13）：1102-7.
* 6　Van Der Steen JT1, Pasman HR, Ribbe MW, et al. Discomfort in dementia patients dying from pneumonia and its relief by antibiotics. Scand J Infect Dis 2009；41（2）：143-51.

*7 Van der Steen JT1, Lane P, Kowall NW, et al. Antibiotics and mortality in patients with lower respiratory infection and advanced dementia. J Am Med Dir Assoc 2012 ; 13 (2) : 156-61.

*8 van der Maaden T, van der Steen JT, de Vet HC, et al. Prospective Observations of Discomfort, Pain, and Dyspnea in Nursing Home Residents With Dementia and Pneumonia. J Am Med Dir Assoc 2016 ; 17 (2) : 128-35.

*9 Russo T, Felzani G, Marini C. Stroke in the very old : a systematic review of studies on incidence, outcome, and resource use. J Aging Res 2011 ; 108785.

*10 Arboix A, Garcia-Eroles L, Massons J, et al. Acute stroke in very old people: clinical features and predictors of in-hospital mortality. J Am Geriatr Soc 2000 ; 48 (1) : 36-41.

*11 Holloway RG, Arnold RM, Creutzfeldt CJ, et al. Palliative and end-of-life care in stroke : a statement for healthcare professionals from the American Heart Association/American Stroke Association. Stroke 2014 ; 45 (6) : 1887-916.

*12 Mazzocato C, Michel-Nemitz J, Anwar D, et al. The last days of dying stroke patients referred to a palliative care consult team in an acute hospital. Eur J Neurol 2010 ; 17 (1) : 73-7.

*13 Blacquiere D, Bhimji K, Meggison H, et al. Satisfaction with palliative care after stroke : a prospective cohort study. Stroke 2013 ; 44 (9) : 2617-9.

*14 Tegn N, Abdelnoor M, Aaberge L, et al. Invasive versus conservative strategy in patients aged 80 years or older with non-ST-elevation myocardial infarction or unstable angina pectoris (After Eighty study) : an open-label randomised controlled trial. Lancet 2016 ; 387 (10023) : 1057-1065.

*15 Fach A, Bünger S, Zabrocki R, et al. Comparison of Outcomes of Patients With ST-Segment Elevation Myocardial Infarction Treated by Primary Percutaneous Coronary Intervention Analyzed by Age Groups (<75, 75 to 85, and>85 Years) ; (Results from the Bremen STEMI Registry). Am J Cardiol 2015 ; 116 (12) : 1802-9.

*16 Zaman MJ, Stirling S, Shepstone L, et al. The association between older age and receipt of care and outcomes in patients with acute coronary syndromes : a cohort study of the Myocardial Ischaemia National Audit Project (MINAP). Eur Heart J 2014 ; 35 (23) : 1551-8.

*17 Tegn N, Abdelnoor M, Aaberge L, et al. Health-related quality of life in older patients with acute coronary syndrome randomised to an invasive or conservative strategy. The After Eighty randomised controlled trial. Age Ageing 2018 ; 47 (1) : 42-47.

*18 Stange I, Bartram M, Liao Y, et al. Effects of a low-volume, nutrient- and energy-dense oral nutritional supplement on nutritional and functional status : a randomized, controlled trial in nursing home residents. J Am Med Dir Assoc 2013 ; 14 (8) : 628.e1-8.

*19 Beck AM, Christensen AG, Hansen BS, et al. Multidisciplinary nutritional support for undernutrition in nursing home and home-care : A cluster randomized controlled trial. Nutrition 2016 ; 32 (2) : 199-205.

*20 Goldberg LS, Altman KW. The role of gastrostomy tube placement in advanced de-

mentia with dysphagia: a critical review. Clin Interv Aging 2014;9:1733-9.
*21 Valentini E, Giantin V, Voci A, et al. Artificial nutrition and hydration in terminally ill patients with advanced dementia: opinions and correlates among Italian physicians and nurses. J Palliat Med 2014;17 (10):1143-9.
*22 Van Wigcheren PT, Onwuteaka-Philipsen BD, Pasman HR, et al. Starting artificial nutrition and hydration in patients with dementia in The The Netherlands: frequencies, patient characteristics and decision-making process. Aging Clin Exp Res 2007;19 (1):26-33.
*23 会田薫子.認知症末期患者に対する人工的水分・栄養補給法の施行実態とその関連要因に関する調査から.日本老年医学会雑誌 2012;49 (1):71-74.
*24 瀬尾恭一.老衰終末期における適正補液量の検討.第56回全国国保地域医療学会.2016年10月.
*25 今永光彦,外山哲也,黒谷一志,他.経口摂取が困難な非がん終末期患者に対する少量輸液施行の医学的意義に関する検討.第8回日本プライマリ・ケア連合学会.東京.2017年6月.
*26 Bruera E, Hui D, Dalal S, et al. Parenteral Hydration in Patients With Advanced Cancer: A Multicenter, Double-Blind, Placebo-Controlled Randomized Trial. J Clin Oncol 2013;31 (1):111-118.
*27 K Aita , Takahashi M, Miyata H, et al. Physicians'attitudes about artificial feeding in older patients with severe cognitive impairment in Japan: A qualitative study. BMC Geriatr 2007;7:22.
*28 Palecek EJ, Teno JM, Casarett DJ, et al. Comfort feeding only: a proposal to bring clarity to decision-making regarding difficulty with eating for persons with advanced dementia. J Am Geriatr Soc 2010;58 (3):580-4.
*29 小浦さい子,杉浦秀博.摂食・嚥下障害を伴う施設入所高齢者に対する介護職員の食事介助体験の心理過程:特別養護老人ホームの場合.老年学雑誌 2011;創刊号:15-27.
*30 今永光彦.在宅医療において,医師が死因として「老衰」と診断する思考過程に関する探索.東京:公益財団法人在宅医療助成勇美記念財団;1 September 2014.Availablefrom:http://www.zaitakuiryo-yuumizaidan.com/data/file/data1_20140912120859.pdf
*31 Komiya K, Ishii H, Kushima H, et al. Physicians' attitudes toward the definition of "death from age-related physical debility" in deceased elderly with aspiration pneumonia. Geriatr Gerontol. 2013;13 (3):586-90.
*32 奥町恭代,山下大輔,肥後智子,他.一般市中病院で死亡した高度認知症高齢者の病態及び死亡時病名の検討.日老医誌.2015;52:354-8.
*33 Magaki S, Yong WH, Khanlou N, et al. Comorbidity in dementia: update of an ongoing autopsy study. J Am Geriatr Soc 2014;62 (9):1722-8.
*34 厚生労働省大臣官房統計情報部・医政局編.死亡診断書(死体検案書)記入マニュアル(平成30年度版).東京:厚生労働省大臣官房統計情報部・医政局;2 February 2018. Availablefrom:http://www.mhlw.go.jp/toukei/manual/dl/manual_h30.pdf
*35 厚生労働省大臣官房統計情報部編.疾病及び関連保健問題の国際統計分類 ICD-10(2013年版)準拠第2巻インストラクションマニュアル(総論)仮訳.東京:厚生労働省大臣官房統計情報部;March 2016.

終章

あとがきに代えて

　老衰における臨床は、曖昧であり不確実な部分が多い領域であると思います。だからこそ、医療者としての資質が問われるのではないかと感じています。老衰に限らず超高齢者の臨床は、個別性が高く不確実な部分が多いですが、その不確実性にどのように対処するかは、今後の臨床医にとって重要な能力ではないかと思います。

　私自身もそうでしたが、科学を重視した教育を受けてきた医師にとって、不確実性への対処は必ずしも容易なものではないでしょう。時には自らのアイデンティティーが揺らぐようなこともあるかもしれません。しかし、患者さんやご家族の価値観や思いなどを重視して、不確実な部分を共有しながら患者さんにとってよりよい医療を提供できるよう模索していく必要があると考えます。老衰における臨床は、そのような医療を考えるうえで、1つのキーワードとなるのではないでしょうか。

　私自身、現在も迷いながら、老衰における臨床を行っています。本当に老衰でよいのだろうか？　この点滴は患者のためになっているのであろうか？　家族はどのような気持ちで、患者が衰えていくのを看ているのであろうか？　これらの問いには必ずしも答えはありません。共に悩む医師やケアにあたる他職種と、一緒に悩み、議論をしていくことが解決の糸口なのではないかと思います。本書がそんな議論のとっかかりになれば幸いです。

また、今回、この本の原稿を書き進める中で、私自身の老衰における臨床を見直すよい機会にもなりました。何がわかっていないのか、本当に自分が実践している医療は患者のためになっているのか。今回、書かせていただいた内容は、根拠に乏しい部分も多く、1人の臨床医としての私見も多かったかと思いますが、少しでも読者の方のお役に立つことを祈っております。私自身、今後もこの領域においてサイエンスとアートを追求していきたいなと感じております。このアートとは故・日野原重明先生曰く「科学を患者にどう適用するかというタッチの技」であり、「患者とのコミュニケーションを大切にする」ことです。勉強や研究を続けながら、患者の価値観や思いを重視した臨床を行っていきたいと感じております。

　最後になりましたが、企画段階からお世話になったメディカ出版の横井むつみ氏、私にいつも刺激を与えて下さる同僚医師や様々な職種の方々、そして何より今まで関わらせていただいた患者さんとそのご家族の方々に感謝いたします。

今永光彦

●著者紹介

今永光彦　いまなが・てるひこ

独立行政法人国立病院機構東埼玉病院内科・総合診療科医長。
日本内科学会総合内科専門医・指導医、日本プライマリ・ケア連合学会認定医・指導医。
在宅医療にも携わり、臨床に取り組みながら老衰についての疫学研究を続ける。信条は「患者・家族の人生の一部に医療者として関わる喜びを感じ、その責任の重さを自覚しながら、医療を行っていきたい」。
学生時代の山岳部の経験を生かし、仲間と共に夏は八ヶ岳や北アルプスに、冬は群馬・西上州の山々に通う。

老衰を診る―人生100年時代の医療とケア

2019年6月5日発行 第1版第1刷

著 者 今永 光彦
発行者 長谷川 素美
発行所 株式会社メディカ出版
　　　 〒532-8588
　　　 大阪市淀川区宮原3-4-30
　　　 ニッセイ新大阪ビル16F
　　　 https://www.medica.co.jp/
編集担当 横井むつみ
編集協力 利根川智恵
装　　幀 臼井弘志
本文イラスト はんざわのりこ
印刷・製本 株式会社シナノ パブリッシング プレス

© Teruhiko IMANAGA, 2019

本書の複製権・翻訳権・翻案権・上映権・譲渡権・公衆送信権（送信可能化権を含む）は、（株）メディカ出版が保有します。

ISBN978-4-8404-6885-5　　Printed and bound in Japan

当社出版物に関する各種お問い合わせ先（受付時間：平日9：00～17：00）
●編集内容については、編集局06-6398-5048
●ご注文・不良品（乱丁・落丁）については、お客様センター0120-276-591
●付属のCD-ROM、DVD、ダウンロードの動作不具合などについては、
　デジタル助っ人サービス0120-276-592